食品・医薬分野の
MALDI-TOF MS
Matrix Assisted Laser Desorption/Ionization-Time of Flight Mass Spectrometry
微生物検査・同定
その基礎と利用

編者 中山素一

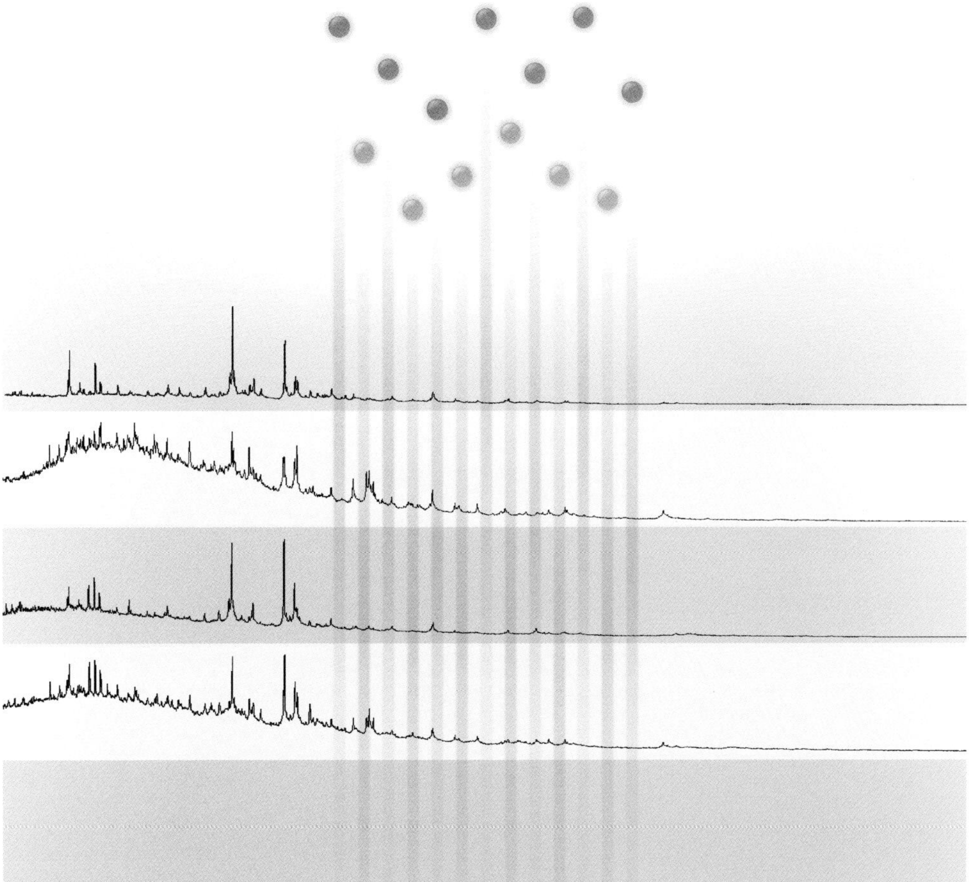

幸書房

発刊にあたって

食糧問題において食品ロスがクローズアップされる様になり，食品会社においては消費・賞味期限の延長が喫緊の課題となってきている．また，消費者の食の安全・安心に対する関心の高まりから微生物の汚染事故が起こった場合には，食中毒菌か否か，カビではカビ毒産生菌か否かを早急に判断し情報公開しなければならない．そのためには，迅速に菌種同定，並びに菌株識別を行う必要がある．しかしながら，従来の同定法，菌株識別法では，コストが高い，結果を得るまでに時間がかかり，判断に高い専門性が必要という課題がある．その課題を克服するにあたり，臨床分野で菌種同定技術として注目されているMALDI-TOF MS（マトリックス支援レーザー脱離イオン化を用いた飛行時間型質量分析法）を食品産業にも応用しようとする動きが出てきた．

質量分析計であるMALDI-TOF MSで微生物を試料として解析を行った場合に，分子量2,000～20,000の領域において検出されるピークの多くが菌種保存性の高いリボソームタンパク質が占めることがわかり，微生物の菌種同定法として確立された．従来の菌種同定法ではコロニーの形態観察と酵素活性測定などの性状試験の結果から判断する方法や16SリボソームRNA遺伝子を用いた遺伝子解析が主流となっているが，前述の様に同定に要する時間が早くても数日かかり，高コストそして作業者に高い専門性が必要であるなどの問題が有り，迅速に多検体の試料を菌種同定し菌叢を解析することは困難であった．一方，迅速でランニングコストも安く，さらには高い専門性を必要としないことから，MALDI-TOF MSのフィンガープリント法による微生物同定に注目が集まっている．

本法は，MALDI-TOF MSで得られたスペクトルパターンを，データベースに格納されている菌種名既知のスペクトルデータのパターンと照合し同定を行うものである．同定の確率と精度を上げるためには，菌種名既知のスペクトルデータ数が多いこと，さらに同一菌種の多数の菌株のスペクトルデータを取得してデータベースの充実を図ることが重要である．

MALDI-TOF MS装置を販売している機器メーカーでは，装置の主要なユーザーである医療機関において，感染症治療における抗菌剤選択のために標的細菌の菌種を迅速に同定する必要があったことから臨床細菌についてデータベースの拡充が行われてきた．一方，食品汚染事故を起こす等食品関連微生物の同定を既存のデータベースを用いて行っても菌種同定できないことが多いのが現状であった．MALDI-TOF MSを食品産業界において有効に活用するためには食品由来微生物についてのデータベース拡充が必要不可欠だと考えられた．

食品関連微生物のデータベース拡充においては２つのことが必須と考えている．

１つ目は，主要な食品企業の協力を得て産学官の食品微生物同定コンソーシアムを組織し，各団体が分離し，従来のデータベースでは菌種同定できなかった微生物について遺伝子解析により菌種同定し，当該微生物（既存のデータベースに未格納な細菌及び酵母）の MALDI-TOF MS スペクトルデータの共有を行い，食品産業のための微生物 MS スペクトルデータベースの拡充を加速することである．

２つ目は，カビの菌種同定法の確立である．臨床分野ではカビのリスクは日和見感染症等の感染症に限定される．また，技術的にもカビは真核生物で生活環において胞子等の形成により同一菌種でも培養期間の異なる菌体から取得した質量スペクトルは，パターンが異なる可能性がある．これらの状況で，カビについては既存のデータベースに登録されている質量スペクトルデータが非常に少ない．しかしながら，食品の汚染事故においてカビの問題は避けては通れないことから，食品会社においてはカビのデータベースの構築に対しての要望は高い．その場合，安定したスペクトルデータを取得する方法の確立が不可欠となる．

これら２つの課題を解決するため，大学と食品企業を中心に 13 団体で MALDI-TOF MS 微生物同定コンソーシアムを結成して活動をスタートさせた．2024 年 6 月現在 25 団体で活動するまでになっており，データベースの拡充と食品関連微生物同定についての勉強会を実施するなど精力的に活動を行っている．また，2024 年 4 月には，データベース拡充を目的としたコンソーシアム活動を永続的に継続するためのプラットフォームとして一般社団法人微生物制御技術機構を設立した．興味がある方には是非入会して頂ければと考えている．

MALDI-TOF MS 微生物同定コンソーシアム主催で 2023 年 8 月に MALDI-TOF MS の微生物同定の食品産業での最新の活用事例について紹介する第１回のシンポジウムを開催した．多くの方に参加していただき，大変盛況であり，多数の参加者から発表に関する詳細な資料提供の要望を受け，参加者の関心の高さが窺えた．

そこで，このシンポジウムの内容を中心に，食品産業以外の実際の産業界での運用事例として医薬関連企業での活用事例および本コンソーシアム活動の主要な成果についても情報提供する目的で一冊の本として纏めることとなった．本書が皆様の有害微生物についての研究，原材料，製造環境および製品の品質管理の一助となれば望外の幸せである．

一般社団法人微生物制御技術機構　代表理事
九州産業大学　教授

中 山 素 一

■各章・項　執筆者一覧

第 1 章　道家康平　ブルカージャパン株式会社 ダルトニクス事業部 アプリケーション
(第 2 章 2.2)

第 2 章
2.1　関口幸恵　ビオメリュー・ジャパン株式会社 産業事業本部 マーケティングマネージャー

第 3 章　宮本敬久　九州大学大学院農学研究院生命機能科学部門
食料化学工学講座 食品衛生化学分野 特任教授（九州大学名誉教授）

第 4 章　青山冬樹　アサヒ飲料株式会社 研究開発本部 技術研究所 品質技術グループ
チーフプロデューサー

第 5 章　藤井優揮　協和キリン株式会社 品質本部 高崎品質ユニット 品質管理部
品質管理 4 課 マネジャー

第 6 章
6.1　西岡則幸　日本生活協同組合連合会 品質保証本部 商品検査センター
生化学検査グループ グループマネージャー
6.2　福本沙弥　マルハニチロ株式会社 開発部 技術開発グループ 市販用冷凍食品課 主任
下平潤　マルハニチロ株式会社 中央研究所 リサーチ三課 課長役
庵原啓司　マルハニチロ株式会社 中央研究所 所長
6.3　髙碕依子　キユーピー株式会社 品質保証本部 食品安全科学センター 微生物チーム
6.4　安藤洸幸　日本生活協同組合連合会 品質保証本部 商品検査センター
生化学検査グループ

第 7 章
7.1　川﨑浩子　独立行政法人 製品評価技術基盤機構 バイオテクノロジーセンター
上席参事官
牧山葉子　独立行政法人 製品評価技術基盤機構 バイオテクノロジーセンター
バイオデジタル推進課 主任
市川夏子　独立行政法人 製品評価技術基盤機構 バイオテクノロジーセンター
バイオデジタル推進課 課長
7.2　馬場　浩　一般財団法人 日本食品分析センター 彩都研究所 微生物部 微生物研究課
調査役

第 8 章　上原さとみ　東京都健康安全研究センター 微生物部 食品微生物研究科
真菌研究室 主任研究員

第 9 章　高橋尚美　株式会社 明治 研究本部 衛生微生物研究ユニット 衛生微生物 G 専任課長

第 10 章 中山素一　九州産業大学生命科学部 生命科学科 教授

目　　次

第8章　MALDI-TOF MSによる糸状菌同定法の標準化
—微生物同定の弱点克服に向けて—

食品・医薬分野の

MALDI-TOF MS 微生物検査・同定

―その基礎と利用―

第 1 章　MALDI-TOF MS の基本原理

—ソフトイオン化がもたらした生化学への質量分析技術の展開—

1.1　MALDI-TOF MS の発明，歴史的発展

マトリックス支援レーザー脱離イオン化（MALDI）と飛行時間型質量分析（TOF MS）は，タンパク質などの大きな分子構造物を測定し，さらに重要なことにそのタンパク質のスペクトルを指紋的生体指標（フィンガープリント）とし，微生物を種レベルまで同定できる強力な技術として誕生した．MALDI の誕生においては，思いがけない発見や洞察の連続が原点であり，その中でも特にインパクトの大きかった発見・マイルストーンを紹介する．1980 年代，日本では田中耕一（島津製作所），ドイツではミヒャエル・カラス（Michael Karas），フランツ・ヒレンカンプ（Franz Hillenkamp）など世界中の様々なグループがレーザー脱離イオン化法の研究を行っていた．MALDI 研究はこの 1980 年代半ば以降に数多く報告され，これまでのイオン化法による制限を克服し，タンパク質などの高分子量化合物でも断片化せずにソフトなイオン化ができ，測定可能な質量上限を大幅に向上させた．MALDI の開発と実用化は田中耕一の研究成果（グリセロールとコバルトの混合物をマトリックスとして，レーザーによりタンパク質を気化，検出に成功）に拠るところが大きく[1]，かかる功績により田中には 2002 年にノーベル化学賞が授与されている．現在の生命科学分野で広く利用されている「MALDI-TOF MS」は，田中らの発表とほぼ同時期にドイツ人化学者のフランツ・ヒレンカンプとミヒャエル・カラスにより発表された方法で，MALDI-TOF MS は低分子化合物をマトリックスとして用いる点が田中らの方法と異なっており，より高感度にタンパク質を解析することができる[2]．MALDI-TOF は，その後，驚くほどの短期間で研究室での用途から日々世界中の何千もの場所で使われる普遍的な技術へと変貌を遂げ，今日では材料科学・製薬分野の研究開発および品質管理や，臨床や食品分野の品質管理における微生物同定と，様々なアプリケーションに用いられている．

1.2　MALDI-TOF MS の基本原理

マトリックス支援レーザー脱離イオン化法：MALDI（Matrix Assisted Laser Desorption / Ionization）はマトリックスによりサンプルを破壊することなくソフトなイオン化を行い，また多価イオンを生成しづらいイオン化技術であり，現在ではタンパク質のイオン化に適したイオン化法

の 1 つとして当たり前のように利用されている．マトリックスはレーザー光を吸収して試料のイオン化を促進する有機化合物である．MALDI 測定のメカニズムとして，サンプルはマトリックスの溶液と混合またはコーティングすることによって調製される．サンプルとマトリックスの混合物（混晶）に窒素レーザー（波長 337 nm）のパルスを当てると，マトリックスは瞬時にレーザー光で励起され，受け取ったレーザーの余剰エネルギーを熱エネルギーとして放出する．その結果，マトリックスとサンプルは気化され，同時にマトリックス - サンプル間でプロトンの授受が起こってイオン化される（**図 1.1**）．質量分析のスペクトルはサンプルとマトリックスの混晶状態に大きく左右され，サンプルに応じて適切なマトリックスを選択することで何をイオン化したいか選択性を持たせることが可能である．例えば，微生物同定には *m/z* 2000 ～ 20000 のタンパク質スペクトルを利用しており，このタンパクのイオン化に適したマトリック

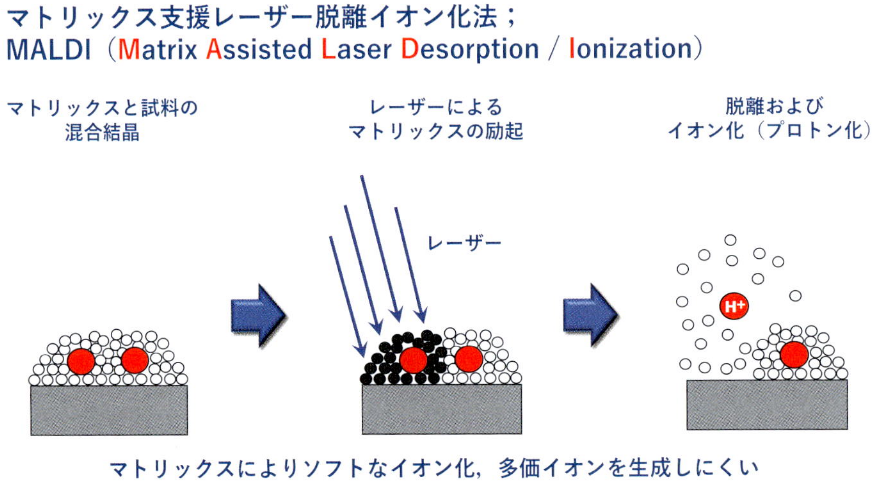

図 1.1　MALDI によるイオン化の概要（出典：ブルカージャパン株式会社）

微生物同定ではタンパク質をイオン化したいのでマトリックスとして【CHCA】を使用

マトリックス名	略称	化学式　（分子量）	適合サンプル
alpha-cyano-4-hydroxy cinnamic acid	CHCA	$C_{10}H_7NO_3$　(189.17)	ペプチド
sinapinic acid	SA	$C_{11}H_{12}O_5$　(224.21)	タンパク
2,5-dihydroxy benzoic acid	2,5-DHB	$C_7H_6O_4$　(154.12)	汎用（特に親水性） 極性ポリマー
Super DHB	SDHB		糖タンパク タンパク（ISD）
1,5-diamino naphthalene	1.5-DAN	$C_{10}H_{10}N_2$　(158.20)	タンパク（ISD）
dithranol	DIT	$C_{14}H_{40}O_3$ (226.23)	汎用（特に疎水性） 非極性ポリマー
trans-3-indole acrylic acid	IAA	$C_{11}H_9NO_2$ (187.19)	非極性ポリマー
9-nitroanthracene	9NA	$C_{14}H_9NO_2$ (223.23)	非極性低分子 フラーレン
trans-2-[3-(4-tert-Butylphenyl)-2-methyl-2-propenylidene]malononitrile	DCTB	$C_{17}H_{18}N_2$ (250.34)	非極性ポリマー 錯体

図 1.2　イオン化したい物性に合わせて，マトリックスを選択する（出典：ブルカージャパン株式会社）

スはCHCA［α-シアノ-4-ヒドロキシけい皮酸（Bruker 商品名：HCCA)］である（マススペクトルの横軸は *m/z*：質量電荷比で表記される）．その他にも，糖・糖タンパク質イオンであればDHB，高分子タンパク質イオンであればシナピン酸と，様々なマトリックスが利用されている（**図 1.2**）．

MALDI には多くの場合 TOF 型（Time of Flight，飛行時間質量分析計）の分析部が組み合わされる．生成したイオンは加速電圧（20kV 前後）を印加されて運動エネルギーを生じ，真空管の中を移動しながらイオン検出器まで飛行していく．イオンが受け取るエネルギーは電荷量のみに依存するため，電荷に対する質量（質量電荷比）が大きい分子は低速で，逆に小さい分子は高速で飛行する．この検出器に到達するまでの飛行時間差からサンプルの質量を割り出すことで，*m/z*（質量電荷比）に基づいて分離された後にスペクトルが検出される（**図 1.3**）．質量精度と質量分解能を向上させる技術として，1996 年にブルカー社が導入したパルスイオン抽出（PIE）で，分子イオンのエネルギー分布を補正することにより質量分解能を向上させ，この機能は「パノラマ質量分解能：PAN™」という装置機能として販売されている．測定・解析したい質量領域に応じて適切な電位差を掛けることで分解能を向上させることができ，ブルカーではこれらをアジャストした様々な測定メソッドが用意されている．測定対象に応じて適切なマトリックスを用い，かつ，測定領域や測定対象に応じたメソッド選択，レーザーパワー等を調整することで様々な対象物質の測定が可能となる．

MALDI-TOF MS による高分子分析の利点が明らかになるにつれて，特に品質管理に関連するさまざまな実用的な用途に応用されるようになり，その用途の 1 つが，ポリマー鎖長を決定する材料化学への応用であった．従来の技術では精度が低く，結果の取得に長時間を要したが，MALDI-TOF MS では高分子の質量分布を非常に速く，正確に測定することができるため実用化された．また，製薬業界においては，その固有の感度から医薬品開発・製造における微量汚

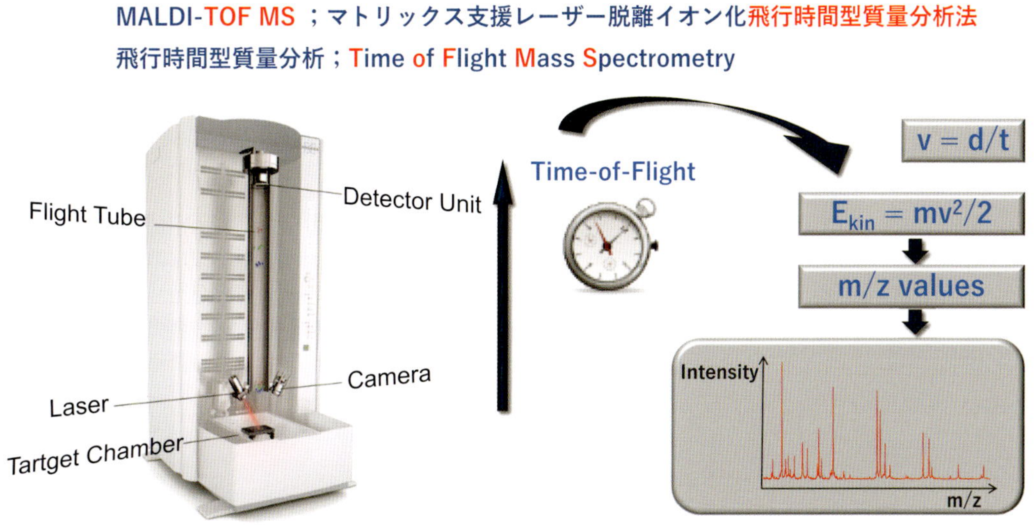

図 1.3　飛行時間型質量分析法によるイオンの分級（出典：ブルカージャパン株式会社）

染物質の検出，同定に非常に適しており，既存の方法と比較して検出速度，精度，信頼性，限界値を向上させることで早期に実用化された．

1.3　MALDI-TOF MS の微生物同定への展開

材料科学や製薬業界での活用に加えて，本章の最後にて，1990 年代以降に MALDI-TOF が如何に微生物同定に活用されて行ったのかを，キーポイントになった知見を踏まえつつ紹介したい．MALDI-TOF は生体分子研究にも応用され，ミシガン大学の初期の研究では，MALDI-TOF MS を使用して，事前に超音波処理した細菌懸濁液をタンパク質スペクトルのプロファイルに基づいて細菌同定する方法を報告した[3]．それから 2 年も経たないうちにマンチェスター・メトロポリタン大学[4]，米国国立毒性研究センター[5]，エッジウッドリサーチ[6]の研究者達から，この手法をグラム陽性菌とグラム陰性菌のスペクトルをフィンガープリントとして用いた分析に応用した論文が相次いで発表された．これらの研究および他の研究などから，MALDI-TOF MS は細菌を同定するための大きな可能性を持っていることをブルカー社を含む様々な科学者らによって明らかにされたことがマイルストーンとなった．これらの研究は臨床分野にこの技術を導入するための基礎を築いたと言え，その後の研究開発により，2000 年代の MALDI-TOF MS を利用した微生物同定の技術応用が可能となった．これらのシステムは，従来の生化学的性状を観察する手法と比較して，精度，速さ，生物種の網羅性，使いやすさ，費用対効果の面で大きな進歩を遂げた革新的な技術となっている（詳細は 2 章を参照されたい）．

■参考文献

1) Tanaka K, *et al*. Protein and polymer analyses up to m/z 100000 by laser ionization time-of flight mass spectrometry. *Rapid Communications in Mass Spectrometry.* 1998 Aug; 2: 151-3.
2) Karas M, *et al.* Matrix-Assisted Ultraviolet Laser Desorption of Non-Volatile Compounds. *International Journal of Mass Spectrometry and Ion Processes*. 1987 Sept; 78: 53-68.
3) Cain TC, *et al*. Differentiation of bacteria using protein profiles from matrix-assisted laser desorption/ionization time-of-flight mass spectrometry. *Rapid Communications in Mass Spectrometry*. 1994; 8: 1026–1030,
4) Claydon MA, *et al*. The rapid identification of intact microorganisms using mass spectrometry. *Nature Biotechnology*. 1996; 14: 1584–1586.
5) Holland RD, *et al.* Rapid identification of intact whole bacteria based on spectral patterns using matrix-assisted laser desorption/ionization with time-of-flight mass spectrometry. *Rapid Communications in Mass Spectrometry*. 1996; 10: 1227–1232.
6) Krishnamurthy T, *et al*. Rapid identification of bacteria by direct matrix-assisted laser desorption/ionization mass spectrometric analysis of whole cells. *Rapid Communications in Mass Spectrometry*. 1996; 10: 1992–1996.

（道家康平）

第 2 章　MALDI-TOF MS の微生物同定システムの原理

2.1　VITEK MS シリーズ（ビオメリュー社）を例に

は じ め に

質量分析計を用いた微生物同定法は，広く一般的に用いられる生化学的手法や遺伝子学的手法と比較して，迅速かつ簡便に同定結果を得ることができる手法として 2010 年頃から臨床微生物検査や品質管理などでの活用が普及し，これまでに微生物同定法の 1 つの手段としての地位を確立している．無菌試験や病原性微生物検出，生菌数測定のための自動装置など，微生物検査に必要なソリューションを提供するビオメリュー社では，この質量分析技術を用いた微生物同定試験をルーチン運用が可能なものにするために 2012 年より VITEK MS を販売し，2022 年には後継機である卓上型の VITEK MS PRIME を発売した．本稿では，VITEK MS シリーズを中心に使用方法やデータベース，活用について解説する．

2.1.1　試験プロセス - 前処理から測定まで -

1）前　処　理

MALDI-TOF MS を用いた微生物同定では微生物細胞をサンプルとしてそのまま用いるため，生化学的手法や遺伝子学的手法で必要とされる試薬との反応に要する時間が不要となり，迅速な結果報告が可能となる．必要な試薬・消耗品は菌体を塗抹するスライドとマトリックスなどの試薬のみであり，菌株あたりの使用量も非常に少ないため，概して 1 菌株あたりのコストは他法と比較して非常に安価である．サンプルの調製方法は，菌体をそのまま測定に用いる直接法と菌体からの抽出物を用いる抽出法の 2 種類に大別でき，それぞれ使用する場面は微生物の種類や機種によって異なる．

VITEK MS シリーズでは，放線菌や抗酸菌などの特殊な菌種を除き，すべての細菌および酵母に対して作業ステップの少ない直接法を用いる．直接法は，①分離培養した菌株をターゲットスライドと呼ばれる板に塗抹し，② 1 µL のマトリックス（CHCA）を滴下（酵母の場合はマトリックス滴下前に 0.5 µL のギ酸とターゲットスライドの上で混合），③マトリックス乾燥後に装置で測定，という非常に簡便で微生物検査の経験値に関係なく実施可能な方法である（**図 2.1.1**）．また，作業員によって差が出やすい①の菌体の塗抹ステップでは，塗抹専用ツールを使って標準化も可能である（図 2.1.1）．このように，質量分析計による微生物同定ではすべての細菌と酵母に

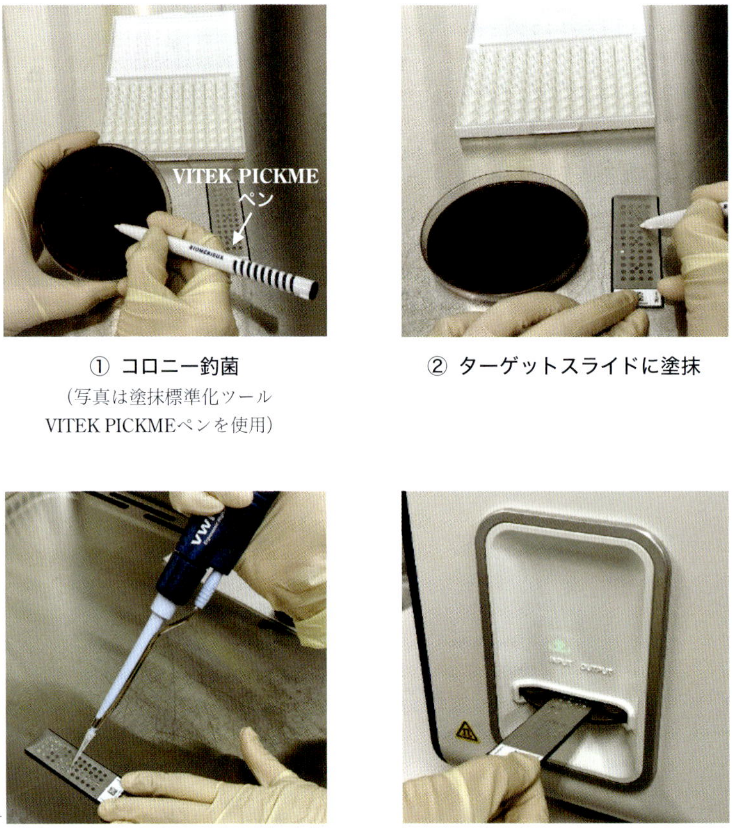

① コロニー釣菌
（写真は塗抹標準化ツール
VITEK PICKMEペンを使用）

② ターゲットスライドに塗抹

③ マトリックスを滴下
（酵母様真菌の場合はギ酸）

④ 乾燥後に VITEK MS PRIME で測定

図 2.1.1 VITEK MS シリーズ（直接法）

対して同一の試薬を使用し，生化学的手法で見られたような微生物グループごとの試薬の使い分けを必要としない．必要な菌量は約 10^5 程度であり，これまで微生物同定に必要であった菌数よりも少ないため，発育の悪い分離株も同定が可能となる．

一方，マイコプラズマやストレプトマイセス，ブルセラ菌，カビには抽出法を用いる．ここでは，医薬品，食品製造環境でも分離されるカビの抽出法について解説する．VITEK MS シリーズでは，寒天培地に発育したジャイアントコロニーを用い，抽出と2回の遠心分離を行う（**図 2.1.2**）．まず，濡らした滅菌綿棒で発育した菌体を回収し，それを 900 μL の 70％エタノールによく懸濁して，10,000 ～ 14,000x*g* で2分間遠心分離する．ピペットを用いて上清を取り除き，40 μL の 70％ギ酸を加えてよく混和し，さらに 40 μL のアセトニトリルを加えてよく混和後，10,000 ～ 14,000x*g* で2分間遠心する．上清 1 μL をターゲットスライドに滴下して乾燥させ，その上から 1 μL のマトリックスを滴下し，乾燥後に装置で測定を行う．この抽出法においても，専用キットを用いることで，作業の簡略化や標準化が可能である．

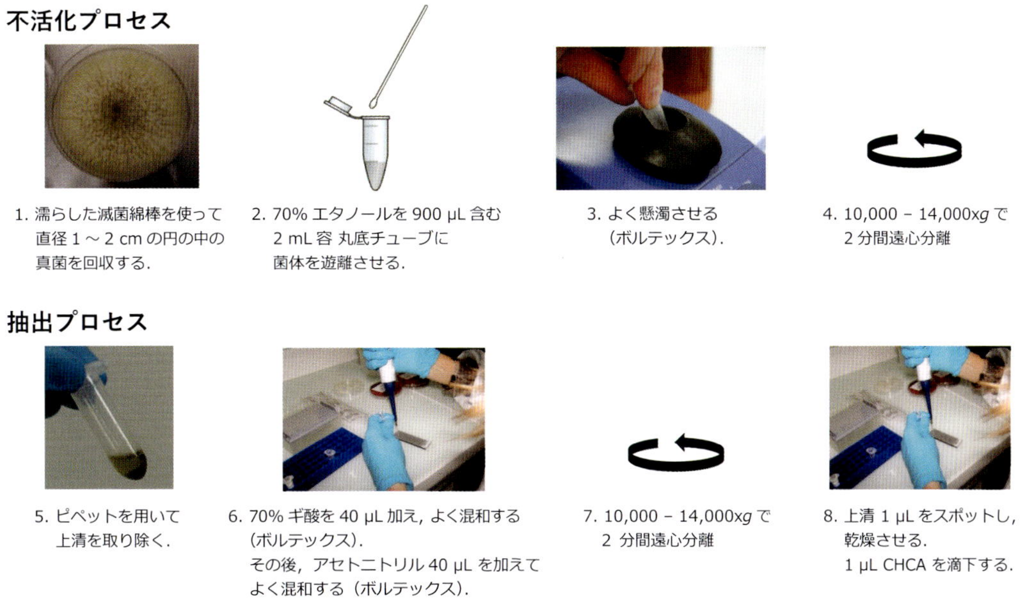

不活化プロセス
1. 濡らした滅菌綿棒を使って直径 1～2 cm の円の中の真菌を回収する．
2. 70% エタノールを 900 μL 含む 2 mL 容 丸底チューブに菌体を遊離させる．
3. よく懸濁させる（ボルテックス）．
4. 10,000 – 14,000xg で 2 分間遠心分離
抽出プロセス
5. ピペットを用いて上清を取り除く．
6. 70% ギ酸を 40 μL 加え，よく混和する（ボルテックス）．その後，アセトニトリル 40 μL を加えてよく混和する（ボルテックス）．
7. 10,000 – 14,000xg で 2 分間遠心分離
8. 上清 1 μL をスポットし，乾燥させる．1 μL CHCA を滴下する．

図 2.1.2　VITEK MS シリーズ カビの前処理（抽出法）

2）測定プロセス

サンプルを測定するときには，サンプル情報を記録してデータトラッキングを可能にする Prep Station という日本語ソフトウェア（**図 2.1.3**）を使用する．Prep Station は，各ターゲットスライドのどの場所にどのサンプルを塗布したかを記録するためのソフトウェアであり，表示に従って手入力するかバーコード入力を行う．入力が終わったら，VITEK MS PRIME 装置のターゲットスライド挿入口（**図 2.1.4**）にターゲットスライドを挿入すれば，後は自動的に

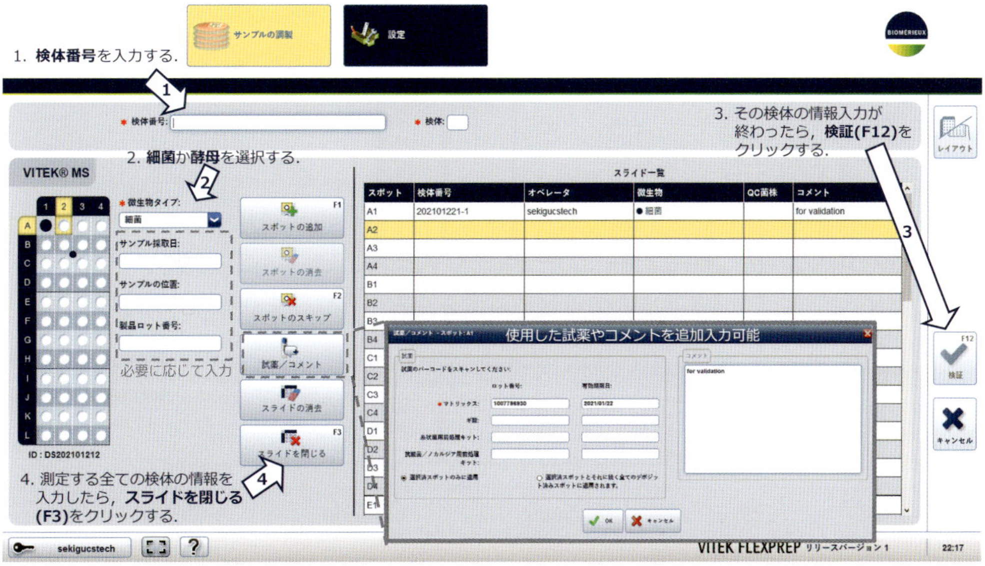

図 2.1.3　Prep Station でのサンプル情報入力

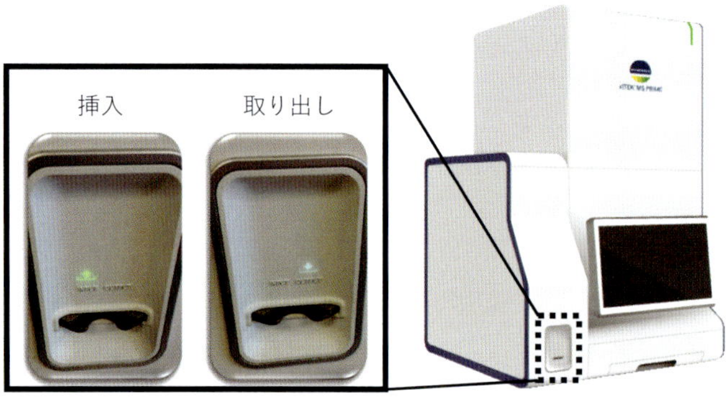

図 2.1.4　VITEK MS PRIME ターゲットスライド挿入口

同定結果が出るのを待つだけである．VITEK MS PRIME 装置内では，ターゲットスライドが挿入された後，アームを使ってターゲットスライドを挿入口から測定部に移動させ，バーコードを自動的に読み取り，測定を自動的に開始する仕様になっている．装置内には最大 16 枚まで収納することができ，測定中に新たなターゲットスライドを挿入したり，測定が終わったターゲットスライドを取り出したりすることが可能である．また，急いで測定が必要となった検体がある場合には，そのターゲットスライドを優先的に測定する指示を出すことも可能である．

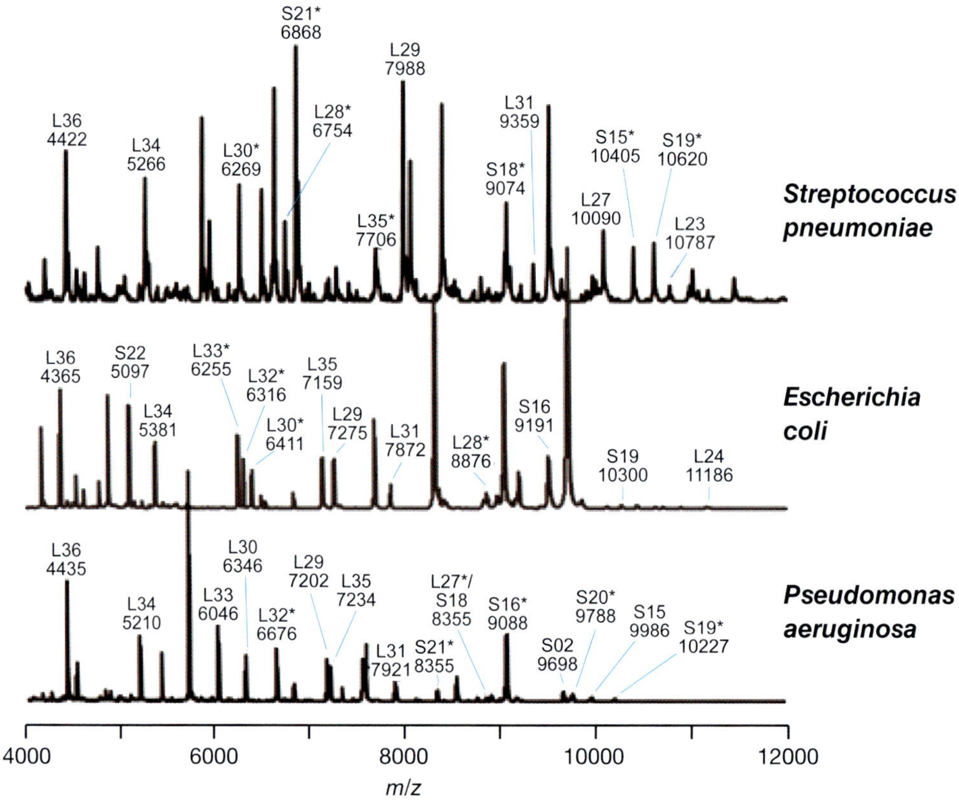

図 2.1.5　異なる菌種から得られた異なるマススペクトルパターン

3）　測定する質量範囲

MALDI-TOF MS を用いた微生物同定でのサンプルは微生物細胞そのものであるため，測定対象は「微生物の菌体の構成成分」である．その中でも測定範囲は，タンパク質由来のスペクトルが見られる約 2,000 ～ 20,000 Da としている．この測定範囲においては，①発現量が多く，②イオン化しやすく，③分子量が大体 4,000 ～ 15,000 Da の範囲が TOF MS で検出しやすいといった背景から，リボソームタンパク質由来のピークがマススペクトル中の大半を占める．リボソームタンパク質は長年の研究で種レベルの識別に有効であることが明らかとなっており，**図 2.1.5** に示されるように菌種によって異なるマススペクトルが得られるため，どの菌種からどのようなマススペクトルが得られるかをデータベース化しておくことにより，未知の分離株の同定が可能となる．

2.1.2　微生物同定のためのデータベースとアルゴリズム解析

1）　微生物同定と数値同定

微生物同定は，『未知の分離株が，既に定義されたどの菌種（分類群）に最も近いか』を特定する作業である．よって，微生物同定においては，既に定義された菌種（分類群）が持つ特徴のデータベース，および最も近い分類群を算出するアルゴリズムが重要となる．これを実現するため，従来の微生物同定，特に生化学的手法においては，数値同定の原理が採用されている．

数値同定とは，生化学的性状による微生物同定を例とすると，菌種ごとに各項目の陽性率および / あるいは陰性率から成るデータベースを構築し，測定した分離株と各菌種の情報を比較して，結果が一致した項目の数とその確率から同定を行うことである．菌種名が同じであったとしても菌株によって異なる特徴を持つことが多いため，一般的には 1 菌種に対して多くの菌株を用いて陽性率や陰性率を算出し，データベースが構築される．

2）　VITEK MS シリーズのデータベースとアルゴリズム解析

質量分析計を用いた微生物同定では，以前よりライブラリとのパターンマッチングという手法が用いられてきた．つまり，既知の菌株について，菌株ごとにマススペクトルをライブラリ化し，そのライブラリと測定した分離菌株から得られたマススペクトルを比較して，最も近い菌株の菌種名を同定結果とする方法である．この方法では，測定したスペクトルをライブラリに加えていくだけでライブラリが拡充されるため，ライブラリ構築が速く，これまで理化学分野で主流であった質量分析計でこの手法が用いられている．しかし，本構築法を微生物学分野にも適用した場合，一般的に同じ菌株であったとしても測定条件や培養条件，サンプル調製法によってピークパターンが異なることが確認されており[1]，また同じ菌種においても菌株ごとに観察されるピークが異なるため（**図 2.1.6**）[2-5]，同定の精確性，特に再現性が課題であった．

VITEK MS シリーズでは，私設菌株保存機関としては世界で 2 番目に大きいビオメリュー社

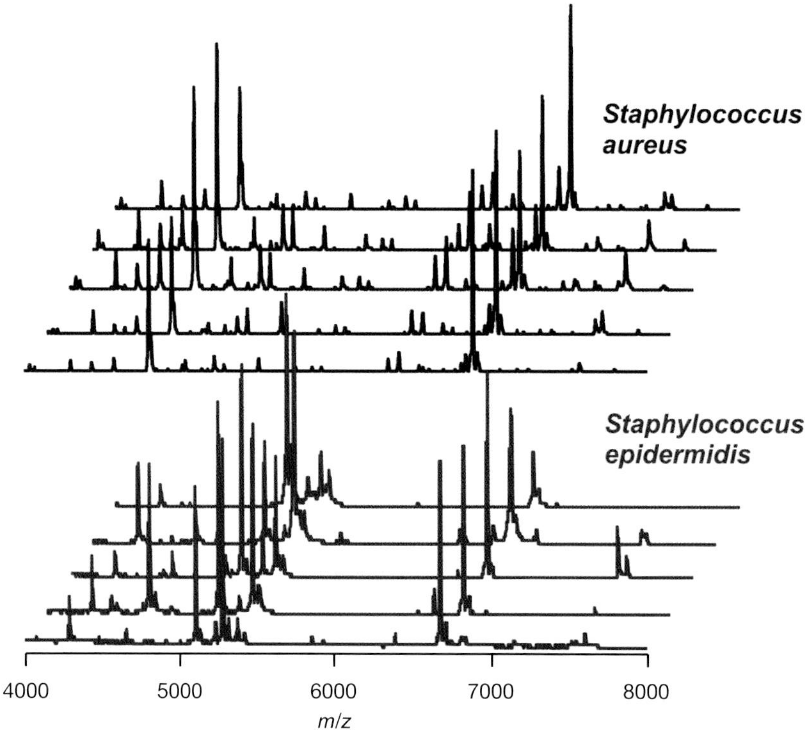

図 2.1.6　同じ菌種に属する複数の菌株が示す異なるマススペクトルパターン

が保有する菌株やその他の菌株保存機関（ATCC；American Type Culture Collection など）が保有する菌株を使用し，Advanced Spectra Classifier（以下，ASC）という独自のデータベースとアルゴリズムを構築することによって，先述の課題を回避している．

生化学的性状と質量分析計では測定原理は異なるが，同定する対象は同じ微生物であるため，VITEK MS シリーズのデータベースやアルゴリズムである ASC の原理は，生化学的手法として用いられてきた API シリーズおよび VITEK 2 シリーズの数値同定に基づくデータベースやアルゴリズムの原理と共通する点が多い．

まず，データベースの基本単位は分類学上の最小単位である“菌種”とし，菌株の多様性や発育条件を考慮して，1 菌種あたり平均 12 株以上を用いてそれぞれ複数の培地と異なる培養時間で培養して得られたスペクトルを用いている．さらに，データベース構築の際には，発育条件だけでなく，技術的な多様性を考慮する，すなわち複数の装置と消耗品を複数の作業者が用いて再現性を確認することで，同定結果の再現性を確保している．VITEK MS シリーズのデータベースでは，各菌種のデータはピークリストとしてではなく，マススペクトルの特定の領域に現れるピークの有無の確率およびそれぞれの菌種特異度を数値化した「モデル」として搭載されている．各菌種の「モデル」の構築においては，各マススペクトルに基づいてピークリストを作成し，測定範囲の 3,000 〜 17,000 Da を 1,300 の bin と呼ばれる細かな区画に分け（bin 化），各 bin に存在するあるいは存在しないピークが菌種として特徴的か否かに着目する．これは，マススペクトル全体でみれば菌種ごとに異なるパターンが見られるが，ピークの一つひとつに着目すると，科や属等で共通のピークも見られるためである（**図 2.1.7**）．菌種レベルで共通するピークが必ず見られる bin および必ず見られない bin に重み付けを行って数値化し，その情報（モデル）をデータベース化することにより，菌種内の多様性や菌株内での多様性の影響を回避している（**図 2.1.8**）．分離株を測定した際には，得られたマススペクトルを同様に bin

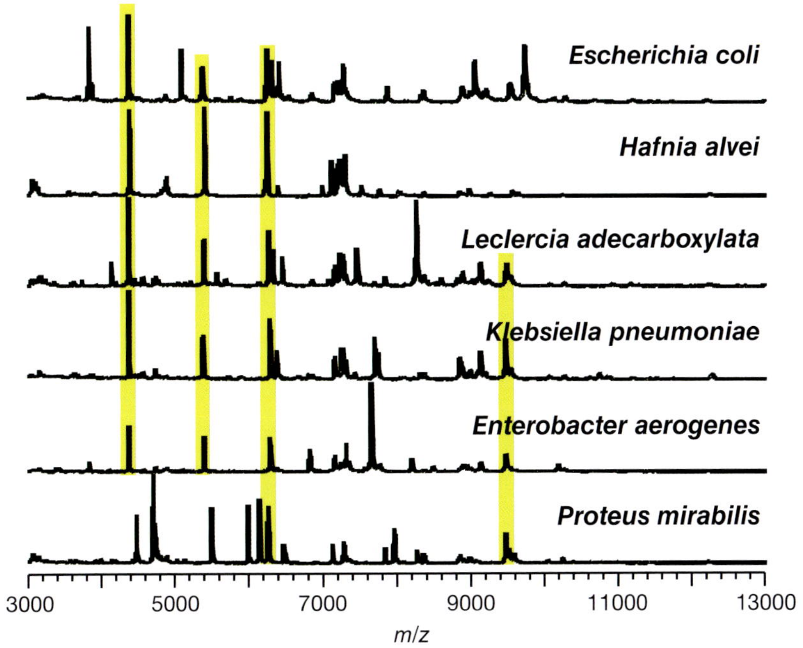

図 2.1.7　科や属で共通にみられるピーク

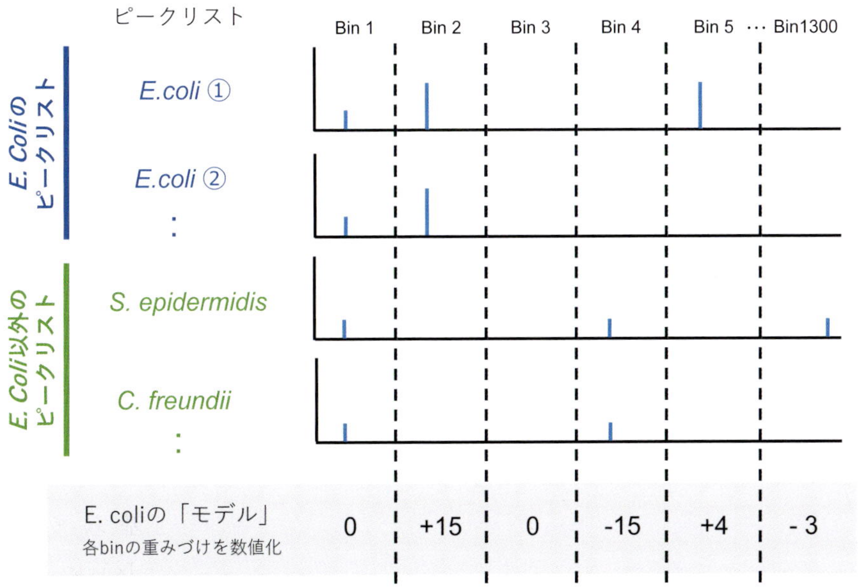

図 2.1.8　特定の菌種における bin 化と重みづけの例

化し，データベースに含まれるすべての「モデル」と比較して，同定菌名を算出する．

最新のデータベースであるKB3.3では，16,000株以上を用いて1,585菌種を搭載している．なお，KB3.3のリリース前検証では，臨床分離株21,680株のうち95.6%，産業分離株888株のうち93.4%で正しい同定結果が得られたと報告されている[6,7]．

2.1.3 MALDI-TOF MSによる微生物同定の活用・検証事例

質量分析計を用いた微生物同定については，医療機関での活用が最初に注目されたため，データベースも医療機関向けと認識されている感があるが，食品製造分野・医薬品製造分野の品質管理においても，十分活用が可能なものとなっている．例えば，食品分野においては，VITEK MSシリーズが持つデータベースは2015年にAOAC RI認証（Certificate No. 011501）を受け，また，乳製品や食肉製品中の食中毒菌を検出する装置として食品分野で広く用いられているVIDASシリーズ（ビオメリュー社）のISO16140に基づいて妥当性確認された試験法の中にも微生物同定試験法として組み込まれている．医薬品製造分野においては，日本薬局方の参考情報 微生物迅速試験法〈G4-6-170〉をはじめ，欧州薬局方や米国薬局方など，各国の規制基準に収載されている．

ここでは，食品分野・医薬品分野に関連する環境分離株での検証や*Bacillus*属菌の同定について紹介する．

1） 環境モニタリング

環境モニタリングは，医薬品分野，食品分野において，製造環境やプロセスを管理するための重要な品質管理項目である．特に医薬品分野においては，様々な規制当局によって，環境分離株の同定の重要性が強調されている．European Commission of Good Manufacturing Practice（GMP）Annex 1には，グレードAエリア（無菌プロセスラインなどの高リスク作業エリア）またはグレードBエリア（グレードAエリアの周辺環境）で分離された微生物はすべて菌種レベルで同定されるべきであり，製品品質や製造管理に対する影響を評価する必要があると記されている．さらに，アクションレベルやアラートレベルを超えた場合や管理レベル・清浄度の低下を示す微生物や芽胞菌，カビなど制御が難しい菌が分離された場合には，グレードCおよびDエリア（製造プロセスのうち，クリティカルではないステップで使用するクリーンルームなど）からの分離菌も同定する必要があるとしている．FDA（Sterile Drug Products Produced by Aseptic Processing — Current Good Manufacturing Practice）やUSP Chapter <1116> Microbiological Control and Monitoring of Aseptic Processing Environmentsにも環境モニタリングと分離された微生物の同定の重要性が記載されている．ここでは，質量分析計による環境分離株の同定を検証した事例を2つ紹介する．

(1) 医薬品製造分野の環境分離株を用いた検証[8)]

主に医薬品製造分野向けに微生物同定サービスを行っている第三者検査機関において，これまでに同定した約 3,000 株を調査し，代表的かつ網羅的にカバーする 47 の属に含まれる 142 菌種（以下，EM グループとする）を選択した．なお，この EM グループの中でも最も検体として多かった菌種は**表 2.1.1** の通りであった．この EM グループ 142 菌種のうち，94.5%がデータベース KB3.2 * でカバーされていた．EM グループに含まれる 270 株を VITEK MS KB3.2 を使って測定した結果，88.1%（236 株）が菌種レベルで正しく同定できた．同定出来なかった 23 株のうち，15 株はデータベースに含まれていない菌種であった．

* KB3.2 での同定可能菌種数：1,316 菌種

表 2.1.1 EM グループの代表例

最も頻度が高かった上位10の属	同定された菌種
Micrococcus	*M. luteus*
Bacillus	*B. cereus* group, *B. licheniformis, B. subtilis, B. atrophaeus, B. simplex, B. circulans, B. firmus, B. megaterium, B. mycoides*
Staphylococcus	*S. haemolyticus, S. cohnii, S. aureus, S. epidermidis, S. hominis, S. warneri, S. captis, S. lugdunensis, S. saprophyticus*
Paracoccus	*P. yeei*
Pseudomonas	*P. aeruginosa, P. stutzeri*
Stenotrophomonas	*S. maltophilia*
Burkholderia	*B. cepacia* group
Corynebacterium	*C. amycolatum, C. diphtheriae, C. striatum, C. jeikeium, C. mucifaciens, C. ureicelerivorans*
Ralstonia	*R. pickettii, R. insidiosa*
Sphingomonas	*S. paucimobilis*

(2) 一般環境からの分離株を用いた検証[9)]

ヒトの生活環境および手指などからサンプリングした 128 検体から 305 株を分離した．KB3.2 を搭載する VITEK MS PRIME で測定した結果，282 株（92.5%）で同定結果が得られ，細菌については全 275 株中 255 株（92.7%），真菌については全 30 株中 27 株（90.0%）であった．なお，上位 10 菌種（分類群）の全体に占める割合は約 60%であり，9 菌種（分類群）がグラム陽性菌（*Bacillus, Staphylococcus*）であった（**表 2.1.2**）．

2) *Bacillus* 属菌種の識別[10)]

Bacillus 属の中には病原性のある菌や農業・食品分野で汚染の原因となり得る菌が含まれるが，これらの菌種には非常に似ているものが多い．菌種としての同定が重要であるにも関わらず，生化学的手法や遺伝子学的手法による同定では非常に煩雑で時間がかかる上に結論が出ないこともあり，これまで質量分析計による同定でも菌種レベルでの識別は困難であった．そこ

表 2.1.2 環境分離株 全 305 株の構成（全体の 80%以上を占める菌名を表示）

菌　　名	分離菌株数	構成比率(%)
BaA3:A29cillus subtilis/amyloliquefaciens/vallismortis	51	16.72
Staphylococcus epidermidis	24	7.87
Bacillus megaterium	22	7.21
Bacillus cereus group	22	7.21
Staphylococcus warneri	21	6.89
Staphylococcus hominis	14	4.59
Staphylococcus capitis	8	2.62
Candida parapsilosis	8	2.62
Staphylococcus saprophyticus	7	2.30
Staphylococcus aureus	7	2.30
Micrococcus luteus	6	1.97
Rhodotorula mucilaginosa	6	1.97
Staphylococcus haemolyticus	5	1.64
Staphylococcus intermedius	5	1.64
Aureobasidium pullulans	5	1.64
Staphylococcus schleiferi	4	1.31
Exiguobacterium acetylicum	4	1.31
Kocuria rhizophila	4	1.31
Bacillus altitudinis/pumilus	3	0.98
Bacillus simplex	3	0.98
Corynebacterium tuberculostearicum	3	0.98
Staphylococcus xylosus	3	0.98
Staphylococcus sciuri	3	0.98
Staphylococcus pseudintermedius	2	0.66
Roseomonas mucosa	2	0.66
Paenibacillus provencensis	2	0.66
Moraxella osloensis	2	0.66
Staphylococcus cohnii ssp urealyticus	2	0.66
Raoultella ornithinolytica	2	0.66
Acinetobacter junii	2	0.66
Klebsiella oxytoca	2	0.66
Brevibacillus spp.	2	0.66
その他	26	8.25
No ID	23	7.54

で，ビオメリュー社では ASC を活用し，*Bacillus cereus* グループおよび *Bacillus subtilis* グループを中心に，*Bacillus* 属の菌種レベルでの同定が可能なデータベースの構築を試みた．

Bacillus cereus グループには，*B. anthracis, B. cereus, B. cytotoxicus, B. mycoides, B. pseudomycoides, B. thuringiensis* および *B. weihenstephanensis* が含まれる．また，*B. subtilis* グループには，*B. amyloliquefaciens, B. subtilis, B. vallismortis, B. velezensis* が含まれる．*B. cereus* グループから 26 菌株，*B. subtilis* グループから 24 菌株を選択し，様々な培地で 18～24 時間培養して発育したコロニーを VITEK MS で測定した．得られたマススペクトルを MDS（Multi-dimensional scaling；多次元尺度構成法）で解析したところ，*B. subtilis* グループに含まれる菌種は識別が可能であり，*B. cereus* グループに含まれる菌種についても，スペクトルの特徴が重なり合っている *B. weihenstephanensis* と *B. mycoides* 以外は識別可能であることが示唆された（**図 2.1.9**）．この結果に基づいて，*Bacillus* 属およびその近縁菌の 117 菌種から得られた 2,745 スペクトルを用いて，bin 化および重み付けによるデータベース構築を実施した．このデータベースを使って検証を実施した結果，*B. cereus* グループ，*B. subtilis* グループの菌種は 98 ～ 100％で正しく同定可能であることが確認された．また，スペクトルの特徴が重なり合っている *B. weihenstephanensis* と *B. mycoides* については，この 2 菌種でグルーピングが可能であることが確認された（**表 2.1.3**）．

この内容を反映し，VITEK MS シリーズのデータベース KB3.3 以上では，*B. cereus* グループと *B.subtilis* グループに含まれる菌種は菌種レベルでの同定が可能となっている．

3） その他の活用事例

他の活用事例としては，液体培地や液状サンプルに発育した菌体の直接同定，製造現場から

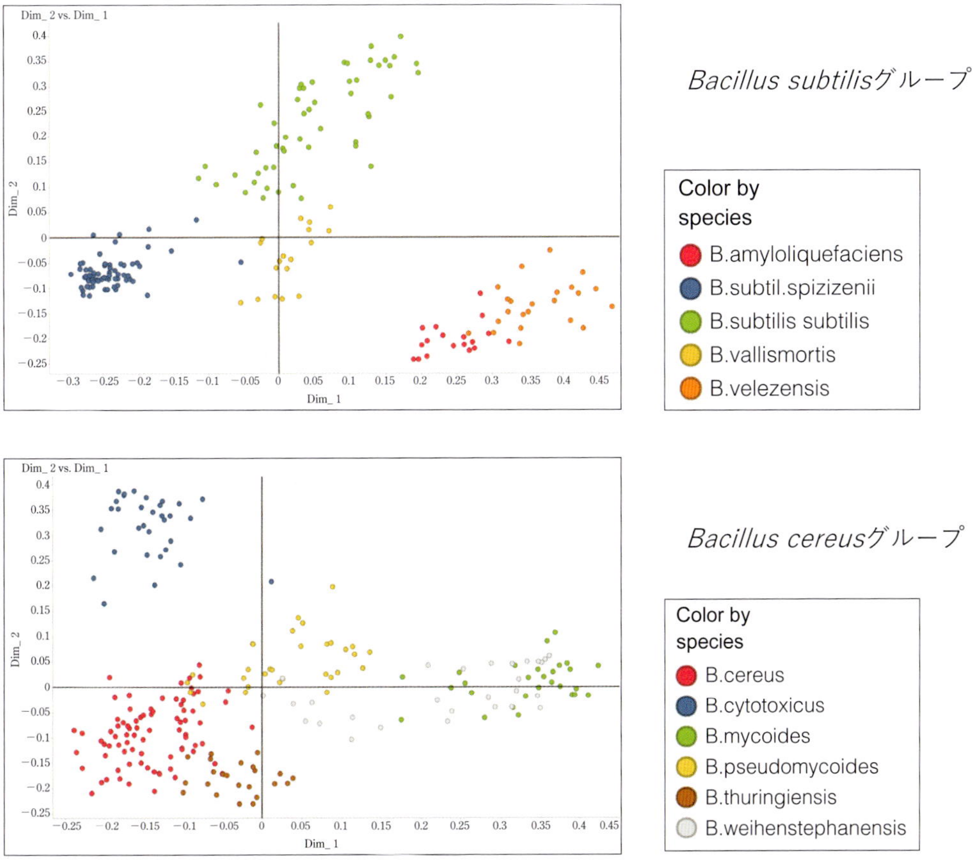

図 2.1.9　*Bacillus* 菌から得られたスペクトルの MDS 解析

表 2.1.3　*Bacillus* 検証結果

Bacillus subtilis group	合　計	単一菌種での正しい同定	同定結果無し	2菌種候補での正しい同定**	誤同定	同定率
B. amyloliquefaciens	18	18	0	0	0	100%
S. subtilis ssp. *spizizenii****	66	66	0	0	0	100%
S. subtilis ssp. *subtilis*	58	58	0	0	0	100%
B. vallismortis	24	24	0	0	0	100%
B. velezensis	25	23	0	2****	0	100%
総　計	191	189	0	2	0	100%

Bacillus cereus group	合　計	単一菌種での正しい同定	同定結果無し	2菌種候補での正しい同定**	誤同定	同定率
B. cereus	90	89	1	0	0	98.89%
B. cytotoxicus	36	36	0	0	0	100%
B. mycoides	33	0	0	33*****	0	100%
B. pseudomycoides	33	30	0	3******	0	100%
B. thuringiensis	24	24	0	0	0	100%
B. weihenstephanensis	30	0	0	30*****	0	100%
総　計	246	179	1	66	0	99.60%

**　　2菌種が同定菌名として提示され（Low Discrimination），正しい菌名が含まれている．
***　　最新菌名は *B. spizizenii* ssp. *spizizenii*
****　　もう片方の候補は，*B. amyloliquefaciens*
*****　すべて *B. mucoides* と *B. weihenstephanensis* の2菌種候補で同定
******　もう片方の候補は，*B. cereus*

分離された菌株を用いた自社専用データベース構築やデンドログラムを用いた汚染原調査が挙げられる．特に液体培地に発育した菌体の直接同定は，自動微生物培養検出装置と組み合わせると汚染検出から汚染菌同定までの時間を非常に短縮できるということで，食品分野や医薬品分野において，以前から複数報告されている．

例えば，食品分野においては，果汁飲料の製造において問題となる *Alicyclobacillus* 属，*Lactobacillus* 属，*Candida* 属，*Saccharomyces* 属，*Zygosaccharomyces* 属の菌をスパイクした果汁飲料を自動微生物培養検出装置の BACT/ALERT 3D（ビオメリュー社）の専用培地ボトルに接種し，検出装置の陽性判定後，培地中に含まれる菌体を洗浄し，VITEK MS で同定した場合の同定精度を検証したところ，オレンジのような果肉の多い果汁については追加の前処理が必要となるが，リンゴのようにクリアな果汁については直接同定が可能であることが明らかとなった[11]．医薬品分野においては，環境分離株および局方に記載のある菌株の計 15 株を専用培地ボトルに接種し，BACT/ALERT 3D による陽性判定後，対数増殖期から定常期初期の間に装置から取り出して培地 1.5 mL に含まれる菌体を洗浄し，VITEK MS で同定した結果，すべて菌種で正しい同定結果が得られた[12]．

ま と め

質量分析計を用いた微生物同定法は，迅速かつ簡便に結果を得られる同定手法である．得られた同定結果を考察するための微生物学的知識を構築，維持，継承することは必須であるが，この簡便かつ迅速な微生物同定法を品質管理で活用することは，製品の品質と安全性を守り，製造や関連コストへのインパクトを最小限に留めるためのアクションの一助となり得る．

各企業 / 工場の環境やワークフロー，微生物検査体制に従い，目指す検査体制に近づくためのツールとしてMALDI-TOF MSによる微生物同定やその応用が活用されることを期待したい．

■参考文献

1) Mather CA, Rivera SF, Butler-Wu SM. Comparison of the Bruker Biotyper and Vitek MS matrix-assisted laser desorption ionization-time of flight mass spectrometry systems for identification of mycobacteria using simplified protein extraction protocols. *J Clin Microbiol.* 2014; 52(1): 130-138.
2) Willey BM, Lo P, Fuller J, *et al.* Comparison of Bruker BioTyper and bioMérieux Vitek-MS for Rapid MALDI-TOF Identification of Candida spp. Poster presented at the meeting of ASM 2012, Poster 1213; 2012.
3) Wieme AD, Spitaels F, Aerts M, *et al.* Effects of Growth Medium on Matrix-Assisted laser Desorption-Ionizuation Time of Flight Mass Spectra: a Case Study of Acetic Acid Bacteria. *Appl Environ Microbiol.* 2014; 80: 1528-1538.
4) Stephan R, Ziegler D, Pflüger, *et al.* Rapid Genus- and Species-Specific Identification of Cronobacter spp. by Matrix-Assisted Laser Desorption Ionization-Time of Flight Mass Spectrometry. *J Clin Microbiol.* 2010; 48: 2846-2851.
5) Jadhav S, Gulati V, Fox EM, *et al.* Rapid identification and source-tracking of Listeria monocytogenes using MALDI-TOF mass spectrometry. *Int J Food Microbiol.* 2015; 202: 1-9.
6) bioMérieux SA., ユーザーマニュアル補遺 バイテック® MS PRIME V3.3 ナレッジベース – 臨床用 . 2022
7) bioMérieux SA., ユーザーマニュアル補遺 バイテック® MS PRIME V3.3 ナレッジベース – 産業用 . 2022
8) Girard V, Monnin V, Saccomani MC, *et al.* ACCURATE IDENTIFICATION OF ENVIRONMENTAL BACTERIA BY MALDI-TOF MASS SPECTROMETRY USING VITEK® MS. Poster presented at Parental Drug Association Pharmaceutical Microbiology Conference 2019.
9) 富田順子，関口幸恵 . VITEK MS PRIME および VITEK 2 COMPACT による品質管理のための微生物同定の操作性および結果の比較検証 日本防菌防黴学会　第 49 回年次大会（2022）で発表.
10) Monnin V, Ottaviani R, Polsinelli S, *et al.* Differentiation within the Bacillus cereus and Bacillus subtilis groups with MALDI-TOF. Poster presented at the meeting of ECCMID 2017 , Poster P0324; 2017.
11) Rule P, Beres C, Dwivedi H, *et al.* EVALUATION OF A RAPID APPROACH FOR THE DETECTION AND DIRECT IDENTIFICATION OF SPOILAGE MICROORGANISMS IN FRUIT JUICES. Poster presented at the meeting of IAFP 2014.
12) Beres C, Pincus D, Devulder G, *et al.* Direct Identification of Industry Relevant Bacteria and Yeast from Positive BacT/ALERT® Media Using the VITEK® MS. Poster presented at the meeting of Parental Drug Association Microbiology 2014.

（関口幸恵）

2.2 MALDIバイオタイパー（ブルカージャパン株式会社）による微生物の菌種同定

2.2.1 MALDI-TOF MSの微生物同定システムの原理 ―フィンガープリント法による微生物同定の新しい潮流―

食の安全に繋がる製造プロセスの様々な場面において，迅速で簡便かつ低コストな微生物解析・モニタリングが重要な課題となっており，技術革新が求められている．新しい微生物同定法としてマトリックス支援レーザー脱離イオン化飛行時間型質量分析計（MALDI-TOF MS）が有用であることがわかり，日本でもMALDI-TOF MSの導入が急激に進んだ．身近な技術として浸透してきた MALDI-TOF MS は，タンパク質の配列決定，組織中の生体分子のマッピング，微生物同定など幅広い分野で使用されている．弊社の MALDI-TOF MS による微生物同定システムである MALDI バイオタイパーは，上市され 10 年以上の実績を持つが，食品・医薬品等の製造工程や品質管理，臨床での病原菌同定など広く利用されており，現在，世界で 6,000 システム以上，日本国内でも 450 システム以上が稼働している．原理としては微生物に固有のタンパク質スペクトル（フィンガープリント：指紋）を取得し，特徴的なパターンを広範なスペクトルライブラリと照合して，その微生物の特定を行う．従来の菌種同定の手法として 16S rRNA シークエンスがあるが，これは菌種ごとに 16S rRNA 配列が異なることを利用したものである．次の「1）微生物同定の測定原理」でも触れるが，MALDI バイオタイパーでイオン化され測定されるタンパク質群の大部分は，リボソームタンパク質である．両者はシークエンスと MALDI で測定技術・解析技術は異なるが，リボソームの構成因子であるタンパク群（＋RNA）が測定・解析対象となっている．初期の論文で MALDI バイオタイパーでの同定結果は，16S rRNA シークエンスによる同定と同等に正確な同定結果が得られることが検証・報告されている[1]．MALDI バイオタイパーは微生物同定検査のワークフローを一変させた技術革新であり，従来法の課題であった迅速性，正確性，低ランニングコスト化を実現している．測定・解析に掛かるコストメリットもユーザーにとって無視できない課題であるが，MALDI バイオタイパーの前処理法の 1 つであるセルスメア法であれば 1 検体の測定コストは数 10 円程度と低ランニングコストを実現している（* 2024 年時点．使用するターゲットで変動）．2009 年に欧州で IVD-CE マークを取得し，世界で医療機器として使用されるのと同時に，食品や医薬品の製造における品質管理にも広く利用されている．通常はシークエンスでの菌種同定を確認するが，MALDI バイオタイパーは菌種の同定・確認に関する AOAC 公認法：Official Methods of Analysis（OMA）を取得している．これは MALDI バイオタイパーとシークエンスでの菌種同定結果が合致することを複数の第三者機関で検証・実証しないと取得できないもので，MALDI バイオタイパーでの菌種同定の高い信頼性を示した結果である．また，対応菌種（*Salmonella* spp，*Cronobacter* spp，*Campylobacter* spp，*Listeria* spp. and *Listeria monocytogenes*）の菌種確認に関して ISO/DIS 16140-part 6 standard に定められた方法に従い Microval の認証を初めて得ている．そのため，シークエンスでの菌種同定の頻度を下げることが実現でき，費用削減につながっている．

1）　微生物同定の測定原理

MALDI-TOF MS を用いて菌種同定を行う場合，微生物の菌体構成成分であるタンパク質，主にリボソームタンパク質を対象としている．イオン化されやすく発現量が多いこと，分子量が m/z 4000 ～ 15000 の範囲で検出されやすいことがわかっており，TOF MS で検出が容易である（マススペクトルの横軸は m/z：質量電荷比で表記される）．微生物測定において得られるマススペクトルパターンの約 50–70％はリボソームタンパク質由来のピークであり，各菌種で安定的に保存されつつ，菌種によって異なるマススペクトルパターンが得られることから，個々のスペクトルを菌種のフィンガープリント（指紋）として捉えることができ，微生物同定の測定対象としては理に適ったものと言える．

MALDI 測定のメカニズムとして，サンプルはマトリックスの溶液と混合またはコーティングすることによって調製される．レーザー照射後，マトリックスはレーザー光で励起され，測定対象物に電荷が与えられる．測定対象物から発生したイオンは加速され，真空管内の飛行時間に応じて質量を算出する TOF MS により m/z（質量電荷比）に基づいて分離された後に検出される．MALDI バイオタイパーでの微生物同定は，m/z 2000 ～ 20000 の範囲でタンパク質スペクトルパターンを取得後，リファレンスライブラリとのパターンマッチング照合により菌種同定を行う．独自のアルゴリズムで同定スコア値（0.0 ～ 3.0）を算出し，菌種同定の結果を報告する．**図 2.2.1** に菌種同定のワークフローを示した．同定結果には，同定菌種，同定スコア値に加え，測定の信頼度に応じて【緑，黄，赤】配色の判定結果が示される（**図 2.2.2**）．MALDI バイオタイパーのユーザーは同定スコア 2.0 ～ 3.0 の緑判定の菌種同定結果を報告す

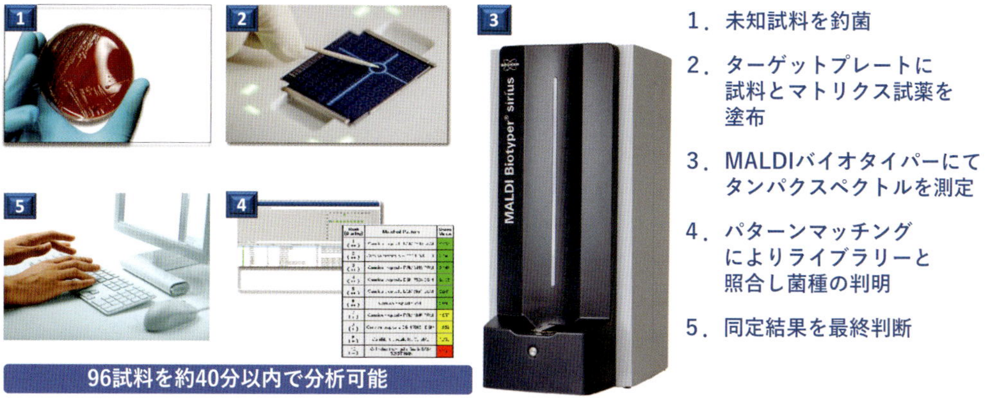

図 2.2.1　MALDI バイオタイパーに微生物の菌種同定ワークフロー（出典：ブルカージャパン株式会社）

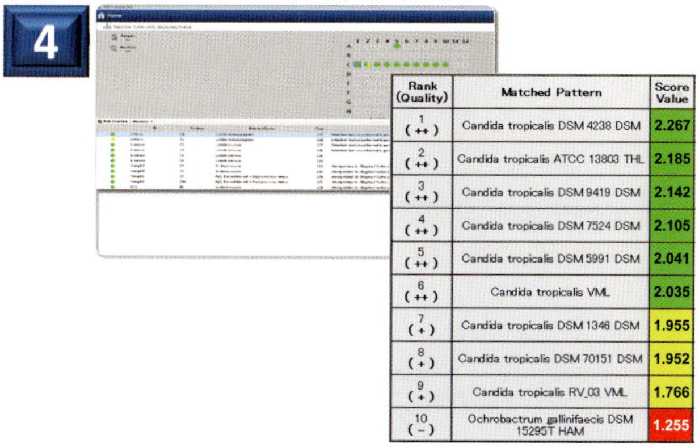

Rank (Quality)	Matched Pattern	Score Value
1 (++)	Candida tropicalis DSM 4238 DSM	2.267
2 (++)	Candida tropicalis ATCC 13803 THL	2.185
3 (++)	Candida tropicalis DSM 9419 DSM	2.142
4 (++)	Candida tropicalis DSM 7524 DSM	2.105
5 (++)	Candida tropicalis DSM 5991 DSM	2.041
6 (++)	Candida tropicalis VML	2.035
7 (+)	Candida tropicalis DSM 1346 DSM	1.955
8 (+)	Candida tropicalis DSM 70151 DSM	1.952
9 (+)	Candida tropicalis RV_03 VML	1.766
10 (−)	Ochrobactrum gallinifaecis DSM 15295T HAM	1.255

図 2.2.2　測定の信頼度に応じて緑・黄・赤で表示

るのが運用の一例となる．ブルカーのライブラリコンセプトとして，菌種内に存在する多様性に着目し，その多様性をカバーするために多くの株を登録している．そうすることで自然界における同一菌種内に存在する多くの表現型をそのまま反映したライブラリを構築している．リファレンスライブラリ数は，菌種同定の精度を向上させる上で非常に重要になるが，その重要性を鑑みてブルカーでは毎年ライブラリアップデートを実施している．一般細菌ライブラリは，14 年前の 1,850 菌種（2010 年版）から現在は 4,320 菌種（2024 年版：12,438 株を収納）と継続して拡張を続けており，より幅広いバリエーションを備えたライブラリと言える（**図 2.2.3**）．一方で，ライブラリに登録されていない菌種があれば，ユーザー自身でライブラリ構築を行うことも出来るため，よりユーザーおよび導入施設に合った菌種同定システムの構築が可能となる．

ブルカーでは菌種同定用のターゲットプレートを 2 種類用意している．ユーザーにて洗浄可能なリユースプレートと，ディスポーザブルプレート（MBT Biotarget 96）があるが，現在，ユーザーの多くはディスポーザブルプレートを活用している．洗浄による時間と手間や洗浄のための試薬が不必要なディスポーザブルプレートの MBT Biotarget 96 は，すべての 96 スポットを柔軟に無駄なく使用可能であることに加えて，AnchorChip™ テクノロジーにより親水性の試料塗布部を囲むように疎水性の表面処理が施されているため，液体がスポットに集中することで隣接するスポットとの混同を防ぐことができ，サンプル調製が容易になっている．

2）　菌種同定における多彩な前処理技術

菌種同定の基本的な前処理方法は 3 つあり，セルスメア法，ギ酸ダイレクト法，エタノール・ギ酸抽出法がある．ブルカーでは一般細菌ライブラリとは別に，糸状菌および抗酸菌ライブラリも提供している（図 2.2.3）．前処理を含めて MALDI バイオタイパーは低ランニングコストで同定結果が迅速に得られ，気になる検体を直ぐに測定可能な点も優れている．ユーザーの実用例として，基本的な手技であるセルスメア法を実施するが，菌種に応じてはギ酸ダイレクト

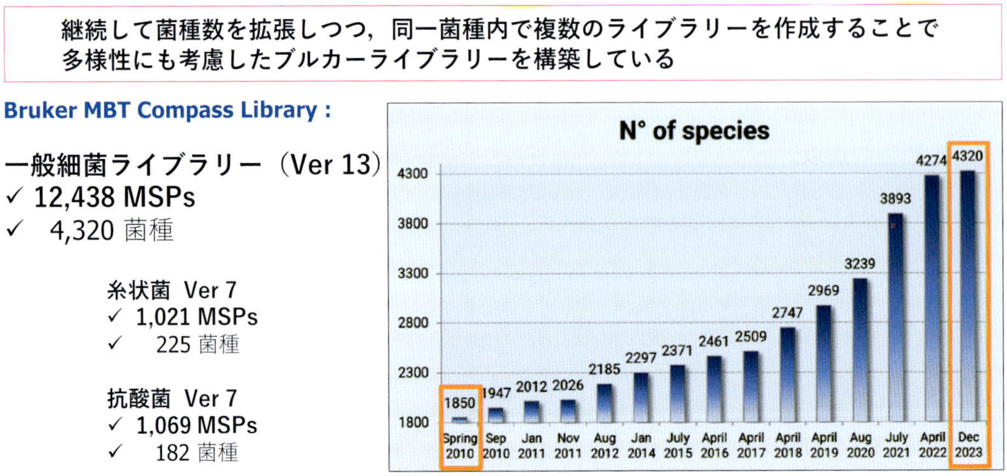

図 2.2.3　ライブラリーの最新情報と年次推移（出典：ブルカージャパン株式会社）

法やエタノール・ギ酸抽出法を実施する．酵母様真菌や嫌気性菌，ムコイド型菌種等の細胞膜・細胞壁の固い菌の場合は後者の2手法を選択することで，より菌種同定に適したスペクトルの取得が可能になり，同定結果の信頼性が向上するケースがある．

(1)　セルスメア法

MALDI バイオタイパーの菌体サンプル調製で最も基本的な方法である．コロニーを爪楊枝で釣菌し，ターゲットプレートに塗布後にマトリックス試薬を1 μL滴下・乾燥させる．

(2)　ギ酸ダイレクト法

セルスメア法と同様にターゲットプレートに菌体を塗布した後，その上からギ酸1 uLを滴下し，直接菌体の細胞壁を破壊する前処理方法である．細胞膜・細胞壁が固いと言われている酵母様真菌や嫌気性菌，ムコイド型コロニーの菌種に対して有効な抽出法である．

(3)　エタノール・ギ酸抽出法

セルスメア法，ギ酸ダイレクト法でスペクトルがうまく取得できない場合，エタノール・ギ酸抽出法を推奨している．ブルカーのライブラリに登録されている各菌種，菌株のスペクトル情報はエタノール・ギ酸抽出法で得られたスペクトルを使用し登録している．1 μLループ1杯分程度の菌体コロニーを水・エタノールで洗浄し，菌体沈査をギ酸・アセトニトリルで懸濁することでタンパク質を液層に抽出することで夾雑物などを除外したスペクトルパターンが取得できる．

以上の基本的な3種類の前処理に加えて，糸状菌の前処理法にも触れたい（糸状菌測定に関しては第8章も参照されたい）．環境，食品分野でも検出される可能性がある糸状菌は，菌糸や胞子，分生子などの細胞状態によって発現タンパク質が異なる．そのため，通常の寒天培養ではマススペクトルの再現性を担保することが困難であった．弊社では解決策として別の培養法である液体培地での回転培養（菌糸で揃える）を推奨している．これにより，再現性のあるスペクトルの取得を可能とした．糸状菌ライブラリは，すべてこの培養方法を行い，後にエタノール・ギ酸抽出法にてスペクトルを取得し作成している．

2.2.2　菌種同定以外への応用技術，新たなる研究的アプローチ

MALDI バイオタイパーは菌種同定以外に薬剤耐性菌検出にも技術応用している．臨床分野のみならず，食品製造工程や品質管理においても薬剤耐性菌のリスクを認識する必要がある．薬剤耐性菌検出技術であるSTAR-BLアッセイでは，抗菌薬（β-ラクタム系抗菌薬）の質量変化をモニタリングすることで，特定の抗菌薬に対して耐性かどうかの自動判断が可能である．測定対象を抗菌薬とし，抗菌薬の質量変化を観測することで，抗菌薬に対する耐性の有無の判断が可能である．測定質量範囲は m/z 100 ～ 1000 となり，菌種同定とは異なる測定範囲となる．測定・判定はソフトウェアにて自動で行い，特定の質量ピーク強度の変化も考慮して判定

を行っている．前処理に抗菌薬キット：MBT STAR- Carbaキットもしくは MBT STAR- Cephaキット（ブルカージャパン）を使用した場合，前処理から結果確認まで1時間程で判定可能である．寒天培地上のコロニーからはもちろんだが，血液培養陽性ボトルの検体をセプシタイパーキット（ブルカージャパン）で処理を行えば，同様に検査可能であり，同定結果と併せて耐性に関する情報提供が可能となり，臨床場面では重要な情報となる．菌種同定の際に同じ質量範囲で薬剤耐性や近縁種の鑑別を行うソフトウェアとしてサブタイピングモジュールがある．対象菌種が高信頼性（緑判定）で同定された場合，特定ピークやピークパターンの有無を自動で検出・評価する機能であり，現在，以下の6種類の機能がある．

① *Staphylococcus aureus* がMRSAであるかどうかPSMmec由来のピークを検出し判別
② *Bacteroides fragilis* のカルバペネマーゼ関連遺伝子cfiAのピークパターンの検出
③ 腸内細菌科細菌のblaKPC pKpQIL plasmid由来のピークの検出によりKPCであるかどうかの判別
④ *Listeria* 属菌の鑑別
⑤ *Mycobacterium chimaera/intracellulare* の鑑別
⑥ *Elizabethkingia* 属菌の鑑別

MALDIバイオタイパーシリーズの上位モデルであるMALDIバイオタイパーsiriusでは，通常の菌種同定に使用するポジティブイオンモードに加え，ネガティブイオンモードを搭載し，マイナスに荷電する物質である脂質を標的にすることが可能となる．細菌には脂質成分であるLipid A（糖脂質）が細胞膜に存在することが知られており，先行研究では，抗菌薬であるコリスチン感受性の *Escherichia coli*（*E.coli*）のLipid Aピーク（*m/z* 1796.2付近）が検出されるが，コリスチン耐性の *E. coli* のLipid Aはホスホエタノールアミンの修飾により＋123 Da程の質量変化を示すことが確認されており，コリスチン耐性の有無をLipid Aの質量変化を検出可能であることが報告されている[2]．脂質を用いた詳細な菌種識別として，大腸菌と赤痢菌での解析が報告されている[3]．従来のタンパク質に加え，新たな測定対象として脂質を組み合わせることで，今までは困難だった菌種の比較検証／識別や研究の可能性が広がる．今後，薬剤耐性の有無だけでなく，菌種の同定識別マーカーや様々な知見の集積，情報の拡充が期待される．

■参考文献

1) Mellmann A, *et al*. Evaluation of matrix-assisted laser desorption ionization-time-of-flight mass spectrometry in comparison to 16S rRNA gene sequencing for species identification of nonfermenting bacteria. *Journal of Clinical Microbiology*. 2008 Jun; 46(6): 1946-54
2) Furniss RCD, *et al*. Detection of Colistin Resistance in Escherichia coli by Use of the MALDI Biotyper Sirius Mass Spectrometry System. *Journal of Clinical Microbiology*. 2019 Nov; 57(12)
3) Pizzato J, *et al*. Discrimination of Escherichia coli, Shigella flexneri, and Shigella sonnei using lipid profiling by MALDI-TOF mass spectrometry paired with machine learning. *Microbiologyopen*. 2022 Aug; 11(4)

（道家康平）

第3章　MALDI-TOF MS の微生物同定における位置づけとその妥当性

はじめに

食品および食品製造環境における食中毒細菌，食品衛生指標細菌および食品の汚染・腐敗微生物などの検査同定法として様々な方法が報告されてきた．これらには行政検査としての標準法，自主検査としての標準法に準じる種々の方法や簡易迅速法が含まれる．食中毒細菌や衛生指標細菌については，食品ごとに規格基準がある場合，日本あるいは世界的に認証されている方法（標準法）による検査同定を行って結果を出し，基準を満たしていることを証明する必要がある．しかし，標準法は一般的に操作が煩雑で多くの培地を使い，長時間を要することが多いので，食品企業等における日常の危害微生物の検査同定法としては適している訳ではない．このため，食品企業等にはこの標準法と同等な性能を持つ検査同定法を自主的に選んで検査することができる．この自主的に行う検査同定法として様々な原理に基づく簡易法や迅速法が開発されてきた．

しかし，このなかでも微生物同定では，同定の基準となる古典的な微生物の分類は，コロニーの形態，菌体の形状，大きさ，酸素の利用性，炭素源の利用性，酵素の活性など生化学的性状にもとづいているため，微生物の同定には多くの試験検査が必要で，長時間と多くの労力を必要とする．これを改善したのが，ポリメラーゼ連鎖反応（Polymerase chain reaction，PCR）法で，この PCR 法は細菌が保有しているゲノム DNA の特定の遺伝子領域を増幅して塩基配列を決定し，その配列データを遺伝子塩基配列のデータベースと照合して菌種を決定するという分子生物学的同定法である．

ただこの方法では，分離したコロニーがあれば迅速に同定可能であるが，多菌株の同時同定には課題がある．それを可能とした一つの方法が質量分析にもとづく方法である．質量分析法では遺伝子産物であるタンパク質を指標として，微生物のタンパク質の種類や量のパターンを前もって調べてデータベース登録しておき，これと照合して微生物を同定する．

本章ではこれまでに開発されてきた様々な自主検査で利用できる検査同定法について概説し，分子生物学的な同定法の短所を解決する方法として，質量分析法によるタンパク質の解析による微生物同定法の妥当性と有用性について説明する．

3.1　自主検査等で利用される食品の微生物検査同定法の概要

従来の培養法の簡易化および迅速化としては，「できあがり培地」としての液体および平板培地や簡易検査検出紙，シート状培地など，さらに寒天平板の作製，試料の採取・計量・調製・塗抹または接種，培養，集落数の計測といった操作の自動化が挙げられる．生化学試験に基づく菌種同定のための検査キットおよびその結果の読み取り装置，さらに炭素源の資化性の違いなどに基づく新たな組成の選択培地および新規の発色色素を添加した選択培地なども継続して開発されている．さらに発色酵素基質を用いて細菌の産生する特定の酵素を証明する方法やキットもある．

また，液体中の微生物検査には，メンブランフィルターで菌体を捕集して培養後に目視によるコロニー検出，ある細菌に特異的に反応する抗体を用いて目で見えない微少なコロニーを免疫学的に検出する方法などが報告されてきた．特異抗体を用いる免疫学的方法の代表例である酵素抗体法は，比較的安価であり，感度も高く，抗原となる細菌とその細菌に特異的に結合する抗体との反応法の違いにより，競合法，間接法，直接法，サンドイッチ法などの方法がある．大量の検体を検査する場合に，免疫クロマトグラフィーは簡易で迅速な検査法で，インフルエンザやコロナウイルスの検査にも利用されている．

そして，ある細菌に選択的に結合する抗体を固定化した磁気ビーズを用いることで遠心分離機を必要としない，磁石だけによる対象細菌の抽出や濃縮も可能で，検出効率や同定精度の向上に有効である．細菌のゲノム DNA に結合して蛍光を発する蛍光色素や蛍光色素を結合させた抗体などで染色後に蛍光顕微鏡での観察あるいは細菌細胞の数を計測できるフローサイトメーターなどを用いた全細菌数および特定の細菌数の計測も食品産業界において利用されてきた．

微生物の増殖に伴って生じる培地成分の分解物生成を培地中の電気的変化（電気抵抗や電気伝導度の変化）として検出する方法も自動化されてきた．特異性はないが，エネルギー源として生きた細菌に含まれているアデノシン三リン酸（ATP）の量を測定して細菌細胞の数を算出する ATP 法は簡易で試薬や装置も安価となり，レストランをはじめ中小の食品企業において製造環境の微生物学的な清浄度の検査に用いられている．

食品企業などでは，自社の製品で問題となる微生物種の検出同定に適した方法を見いだし，改良して利用しているが，検出同定の操作が煩雑，ランニングコストが高い，専門的な知識や技術が必要など，それぞれの方法には一長一短が有り，課題がある．食品微生物学の分野で微生物の検出同定に一般的に使用されている主要な方法と，それぞれの長所と短所を**表 3.1** に示す．

微生物分類の再構築，細分化を可能とした分子生物学的方法は，対象微生物のコロニーから 1 菌株であれば短時間で同定可能であるが，多試料（多菌株）の同時同定には長時間を要す

表 3.1 微生物検出・同定方法の比較

方法		操作	長所	短所
従来法		微生物培地での培養と生化学性状試験による同定	・高感度，安価	・長時間を要する． ・準備が大変．
免疫学的方法		生育したコロニーについて，特異抗体を用いて菌種を同定する．	・従来法より迅速，微生物およびタンパク毒素検出可能	・核酸ベースの検出方法ほど特異性，感度，迅速性は高くない． ・大量の抗原が必要． ・特定の微生物のみが対象．
分子生物学的方法	DNA-DNA ハイブリダイゼーション	固相に固定化した菌種特異的な配列の核酸断片と対象微生物から抽出した核酸を反応させ，さらに検出用プローブにて検出を行う．	・特異性が高い ・自動化が可能	・特定の微生物のみが対象
	PCR（ポリメラーゼ連鎖反応）	特異的な遺伝子などの一部を増幅するためのいプイマーセットを設計してポリメラーゼ連鎖反応による増幅により増幅させた産物を検出する．	・対象微生物が検出感度以上であれば培養は必要なし．	・遺伝子，あるいはゲノム塩基配列既知の微生物のみ検出可能 ・高精度のサーマルサイクラーが必要 ・訓練を受けた検査員が必要
	リアルタイム PCR	PCR による増幅をリアルタイムに測定することで，その増幅率に基づいて鋳型 DNA の定量を行う．	・高感度，迅速かつ正確 ・クローズドチューブシステムにより汚染のリスクが軽減	
	マルチプレックス PCR	1 つの PCR 反応系に複数のプライマー対を同時に使用することで，複数の遺伝子領域を同時に増幅する．	・多くの病原体を同時に検出可能	
	DNA 塩基配列決定	未知微生物が有している遺伝子の一部を増幅させてから塩基配列を決定し，データベース上の既知微生物の塩基配列と比較して生物種を決定する．	・細菌の 16S rDNA および真菌の its 領域のシーケンスはゴールドスタンダード ・培養不可能な微生物を識別可能	・熟練した研究員と強力な解釈ソフトウェアが必要 ・日常的な使用には適さない ・近縁菌種を識別不可能な場合がある．
	DNA マイクロアレイ	小さな基板上に多数の遺伝子検出用プローブが高密度に固定化された DNA マイクロアレイと，試料中の遺伝子産物（mRNA）などが相補的に結合する性質を利用して検出する．	・多数の主要な病原体を同時に診断・検出できる大規模スクリーニングシステム	・訓練を受けた研究室職員と強力な解釈ソフトウェアが必要 ・高価
	等温増幅分析 Loop-mediated Isothermal Amplification（LAMP 法）など	標的遺伝子の 6 つの領域に対して 4 種類のプライマーを設定し，鎖置換反応を利用して一定温度で反応させる．	・1 時間以内に DNA の大量コピーを生成可能 ・使いやすい ・高度な機器は不要	・プライマー設計が複雑 ・少数の微生物のみを対象として開発
	メタゲノム解析	群集を構成する微生物のゲノムの総和（メタゲノム）からから抽出した DNA の配列を網羅的に決定して微生物を検出する．	・病原体のランダム検出に利用可能 ・装置，試薬の低価格化で汎用性が広がった．	・データ取得とデータ分析には時間がかかる ・熟練した検査員が必要
質量分析	MALDI-TOF MS	紫外線レーザーの波長を特異的に吸収する固体や液体のマトリックスの中に微量の試料を均一に分散させ，レーザー光を照射することにより試料をイオン化し，検出器に到着するまでのイオンの飛行時間によって質量を分析する．	・速い ・データベースがあれば正確 ・分子および免疫学に基づいた検出方法よりもランニングコストが安価 ・特に熟練した検査員は不要	・MALDI-TOF 装置の初期費用が高い ・同定できるのは質量スペクトルがデータベース化された菌種，菌株だけである．

るため，食品製造環境などの微生物叢を短時間で解析する目的での菌種同定には問題がある．これに対して，取得したタンパク質の質量スペクトルパターンの分析，ピークの質量測定結果に基づいて微生物を同定する「マトリックス支援レーザー脱離イオン化飛行時間型質量分析（Matrix Assisted Laser Desorption/Ionization- Time of Flight Mass Spectrometry，MALDI-TOF MS)」では多試料の試料タンパク質の分析を短時間で行うことができる利点がある．このため，多検体の同時同定が可能であり，食品および製造環境の微生物叢の解析をはじめ，分離されたコロニーを用いた微生物の簡易迅速同定として期待されている．

3.2 分子生物学的微生物同定法の長所と短所

分子生物学的な研究方法はこの20年ほどで大きな進歩を遂げてきた．DNAやRNA分子中の特定の細菌に特異的な塩基配列をこれと相補的なDNAプローブを用いて検出する核酸ハイブリダイゼーション法などは，種々の病原性細菌の検査同定に用いられてきた．さらに，特定の遺伝子の配列を人工的に増幅するポリメラーゼ連鎖反応（Polymerase chain reaction，PCR）法による微生物の検出同定法では，医療の現場における感染症の原因細菌や食品中の食中毒細菌の検出同定に広く利用されている．食品由来のDNAなどが多いと反応が妨害されることもあるが，通常，1反応あたり100～1,000個の細菌から調製したDNAが存在すれば特異的なDNA領域の増幅が可能である．また様々なDNA増幅酵素の開発，種々の改良法，マルチプレックス化や増幅されたDNA断片の自動検出方法なども開発され，食中毒細菌など病原細菌の検出法として広く利用されている．さらにDNAの塩基配列決定方法の改良と進歩・発展により微生物の同定と分類におけるDNAフィンガープリンティング法（個々のDNAの塩基配列のパターンを用いて細胞や生物種を識別する技術）の汎用性と有用性が示されてきた．

16S rDNAの配列決定は，すべての原核生物に存在し，全体的な系統発生の再構築を可能にするため「ゴールドスタンダード」と考えられている．同様に真核微生物では，ITS（Internal transcribed spacer）領域あるいは26/28S rRNA遺伝子のD1/D2（Domain 1および2：可変領域）領域の塩基配列の比較が菌種同定によく用いられている[1]．未知の分離株の16S rDNA塩基配列の検索により細菌属または種のレベルで分離株を同定可能であるが，同一菌種における菌株識別は困難であった．ゲノムDNAのパルスフィールドゲル電気泳動（pulsed-field gel electrophoresis：PFGE）法は高解像度で，菌株識別に適用できるが，その実施には手間と時間がかかり，操作には経験と熟練を要し，一般的な微生物属または種の同定・識別には適していない[2]．

このように，菌種に特異的な領域をPCRで増幅して塩基配列を決定し，その配列情報から微生物の種を同定する分子生物学的方法は，対象微生物のコロニーから1菌株であれば比較的短時間で菌種同定可能である．しかし，多試料（多菌株）の同時同定には1台の塩基配列決定装置だけでは，長時間を要するため，食品や環境などの微生物叢を短時間で同定する目的での利用には適していない．

3.3　タンパク質の分析による微生物同定

タンパク質解析技術やゲノム DNA の塩基配列決定・解析技術など分子生物学の発展に伴って，これらを原理として種々の微生物検査同定方法も開発されてきた．微生物細胞内のゲノム遺伝子情報は 2,000 個以上のタンパク質に翻訳されるが，そのほとんどが明らかにされている[3]．微生物タンパク質の特性評価と解析は，ポリアクリルアミドゲルを用いてタンパク質を分子量の違いにより分離するポリアクリルアミドゲル電気泳動（SDS-PAGE）とゲルを用いない液体クロマトグラフィーといった分離方法を用いて行われてきた．

コンピューターによる解析と組み合わせた全細胞タンパク質の SDS-PAGE により微生物の同定と分類が検討された[4]．この技術は標準化された条件下において非常に再現性が高いと報告されたが，SDS-PAGE によるタンパク質プロファイリングには微生物同定法としては以下のような問題があった．

① 未知の微生物同定に利用できるデータベース登録済み微生物種の数が極めて少ない

② 同一培地での未知の微生物の増殖，標準化された電気泳動条件，染色操作，およびその後のパターン分析を含む高度に標準化された条件の必要性

③ さらに非常に類似した菌株を区別できるほどの精度が無かったこと

などである．二次元ゲル電気泳動も，市販のプレキャストゲル（そのまま使えるゲル）が入手可能になり，ゲル分析ソフトウェアが改良されたが，手間のかかる方法であったため，微生物同定法として普及しなかった[5]．他の定量的なタンパク質の解析による微生物同定法も検討されてきたが，やはり長所と短所があり，普及は困難であった[6]．

近年，タンパク質解析技術の自動化により，その処理速度が向上したことから，多試料の短時間での解析が可能となった．これには MALDI-TOF MS の果たす役割が非常に大きい．本法により菌株のグループ分けや疫学研究，特定の生態系に生息する微生物叢の同定・解明，水の汚染細菌の検出同定など，多くの分野において，微生物同定の目的でタンパク質解析技術が利用できる可能性が高まってきた．次項から MALDI-TOF MS の微生物同定における妥当性と汎用性について説明する．

3.4　タンパク質の MALDI-TOF MS 分析による微生物同定

細胞のタンパク質を網羅的に解析するプロテオーム分析は，分析されるタンパク質が遺伝子産物であること，およびタンパク質としての機能を反映しているため，遺伝子型解析と表現型

解析の中間的な位置を占める解析方法である.しかし,ある微生物属や種に特異的なバイオマーカータンパク質の質量とゲノム配列から予測されるタンパク質の分子量を照合することによる微生物の同定は,ゲノム配列から予測されるタンパク質の分子量データベースを作成する必要,すなわち微生物の完全なゲノム配列情報が必要であるため，微生物同定法としてはあまり普及しなかった.

MALDI-TOF MSによるタンパク質同定手法の一つであるPMF（Peptide Mass Fingerprint）解析は，タンパク質からプロテアーゼ処理によって切断されたペプチドフラグメントの質量スペクトルを測定し，これを用いて ペプチドやタンパク質の質量情報が登録されているタンパク質データベースを検索する．これにより対象タンパク質を同定する解析法である．PMFマッチングでは，未知の微生物分離株の質量スペクトルをデータベースに登録されている既知の微生物株の質量スペクトルと比較して類似度を調べる.

一般的に，次のようなタンパク質がMALDI-TOF MSによる細菌同定に重要であると考えられてきた.リボソームタンパク質は,各サブユニットに含まれるタンパク質の分子量が種によって異なる．細胞壁関連タンパク質も，細菌種や株によって異なる．さらに代謝酵素は，微生物の代謝特性や生存戦略に関連する重要なタンパク質で，生理学的特性の理解に役立つと同時に微生物種の同定にも役立つ．これらのうち，微生物種が普遍的に保有しており，菌種ごとに少しずつタンパク質のアミノ酸配列が異なる多くのサブユニットで構成されているリボソーム由来のタンパク質が広範な細菌種の同定に最も有用であると考えられ，菌種同定における利用が検討されてきた.

3.5　細菌の菌種同定におけるリボソームタンパク質解析の妥当性

微生物の種レベルでの同定には，通常2,000～20,000 Daの質量範囲のm/z（質量電荷比：イオンの質量を統一原子質量単位で割り，さらにイオンの電荷数で割って得られる無次元量）が使用されている．これには主にリボソームタンパク質といくつかのハウスキーピングタンパク質が含まれており，この質量範囲では，微生物細胞の乾燥重量の約60～70%を占めるリボソームタンパク質の質量スペクトルパターンが得られ，これをPMF解析することによって 微生物の同一性を属，多くの場合には種レベルまで識別することが可能であることが示されてきた[7,8]．この方法は簡単で，多くの市販の生物PMFライブラリが利用可能であることから，微生物の同定に広く使用されるようになった．Suhら（2005）[9]は，*Thermus thermophilus*の3菌株のリボソームタンパク質についてMALDI-TOF MSを用いて検討しており（**参考1**），その結果,

参考1.　Figure 2　https://doi.org/10.1002/pmic.200402111

T. thermophilus HB8からは，リボソームタンパク質の大サブユニット（50Sサブユニット）では低*m/z*から順番にL26，L33，L30，L29，L27，L23，L21，L24，L18，L22，L7，L12，L14，L20，L17，L11，L16< L15，L10，L6，L3，L5，L1，およびL2が検出されている．また，小サブユニット（30Sサブユニット）タンパク質としては，低*m/z*の順にThx，S14，S18，S16，S15，S19，S10，S6，S17，S11，S13，S 12，S8，S5，S7，S4，およびS3が検出されている．解析の結果，3株すべてのリボソームタンパク質の約60%が同一であることが報告され，リボソームタンパク質は細菌種の同定，系統発生研究に有効であることが示された．

ここで，原核生物ではタンパク質のメチオニンアミノペプチダーゼによるN末端メチオニン切断は最も一般的な翻訳後修飾である[10, 11]．メチオニンアミノペプチダーゼの活性は一般にタンパク質のN末端配列に基づいて予測でき，Gly，Ala，Pro，Ser，およびThrが最後から2番目の位置にあるタンパク質の場合には80%以上の確率で切断が生じるが，Arg，Asn，Ile，Leu，Lys，Phe，Trp，およびTyrの場合にはほとんど切断されない．Valが最後から2番目の位置にある場合などはN末端メチオニンが部分的に切断されることがある[10]．

このように原核生物のN末端メチオニン切断は予測可能であるため，得られた質量スペクトルの未同定のピークの分子量はN末端メチオニンの切断除去に基づいて計算された遺伝子の塩基配列から推定されるアミノ酸配列の分子量の値と比較することになる．メチオニンの切断が予測される*T. thermophilus* HB27株のリボソームタンパク質の分子量計算の結果，メチオニン切断が起きる可能性があるのは，50 SサブユニットではL2，L 3，L5，L6，L7/L12，L10，L13，L18，L20，L27，L28，L30，L31，L32，L33であり，30 Sサブユニットでは，S2，S3，S4，S5，S7 S9，S10，11，12，13，S14，S15，S16，S17，S18，S19，S20，Thxと広範なリボソームタンパク質に及ぶと推定された(**参考2**)．この情報をもとに質量スペクトルのピークがどのリボソームタンパク質サブユニットに由来するかが推定できるため，質量スペクトルから細菌属あるいは細菌種の同定ができる訳である．

参考2. Table 1 https://doi.org/10.1002/pmic.200402111

3.6 リボソームタンパク質を指標とした菌種同定における試料調製法の影響

MALDI-TOF MSによる微生物同定のための試料調製法は，微生物の種類，または細胞壁の構成成分の化学的性質などにより異なる．これまでに異なる微生物グループに対して異なる試料調製法が評価されてきた．一部の微生物は直接細胞プロファイリングと呼ばれる手法によって同定できた．すなわち，微生物の単一コロニーをMALDI-TOF MSのサンプルプレート上に直接スポットし，これにマトリックス溶液を添加して懸濁し（直接法），乾燥後に測定するという簡便な操作により，病原性のグラム陰性菌 *Neisseria*[11]，*Yersinia*[12]，および *Vibrio*[13] は，MALDI-TOF MSによる同定が可能であることが示されてきた．

Y. enterocolitica についての研究では，MALDI-TOF MSに供試された菌株では，直接法により広い分子量範囲（2,000～30,000 Da）において再現性のある質量スペクトルが得られている[12]．すべての *Yersinia* 属で検出可能であったのは，50Sサブユニットタンパク質ではL36（4,349 Da），L32（6,176 Da），L33（6,358 Da），L29（7,261 Da），およびL35（7,280 Da），30Sサブユニットでは，S21（8,500 Da）およびS18（8,989 Da）であり，これにより属の同定が可能であることが示された．また，試験したすべての *Y. enterocolitica* については50Sサブユニットタンパク質ではL29（7,261 Da），L34（5,426 Da），L27（9,182 Da），L22（12,156 Da）が，30Sサブユニットでは，S14（1,606 Da）およびL31（7,767 Da）が検出され，これらが本菌種同定の指標となることが示された．さらに *Y. enterocolitica* の生物型1Aa，生物型1Ab，生物型2，および生物型4に特異的なバイオマーカータンパク質の質量スペクトルパターンも見出されている（**参考3**）．さまざまな生物型および血清型の *Y. enterocolitica* 117株について本法が検証された結果，すべての株が正確に同定され，生物型および血清型の組み合わせによる型別を反映した識別が可能であった[12]．

参考3. Table 2 https://doi.org/10.1016/j.mimet.2011.08.016

Vibrio 属[13] については，PFGEとMALDI-TOF MSによって型別が行われた結果，環境から分離された14株の *V. cholerae* non O1，10株の *V. alginolyticus*，5株の *V. fluvialis*，1株の *V. metschnikovii* を含む *Vibrio* 属細菌30株のうち，5株の分離株はPFGEでは識別できなかった．これに対して直接法により調製した試料のMALDI-TOF MS分析の結果，*Vibrio* 属細菌の典型的な質量スペクトルとして，2,000～20,000 Daの間に約150個のイオンピークが検出され，特に2,000～11,000 Daの間に高い強度のピークが検出されている．このうち m/z：2590，3100，3500のピークはすべての分離された *Vibrio* 属細菌株に共通で，m/z：2400，2800，3800のピークは菌種特異的であった．質量スペクトルの主成分分析（principal component analysis，PCA）の結果，1株の *V. fluvialis* および *V. metschnikovii* を含む合計4株の菌株識別はできなかったが，13株の *V. cholerae*，8株の *V. alginolyticus*，5株の *V. fluvialis* を含む合計26株は正しい菌種のグループに分類され，菌株識別も可能であり（**参考4**），MALDI-TOF MSは菌株識別法としてPFGEよりも優れていることが示されている．

参考4. Fig 3 https://doi.org/10.1016/j.micres.2011.09.002

グラム陽性球菌分離株をブドウ球菌，連鎖球菌および腸球菌（合計217株）と「関連属」（合計81株）の2つのグループに分けてMALDI-TOF MS分析が行われている．この結果，前者のグループ 217 株ではギ酸抽出法により調製した試料の分析により，属レベルと種レベルでそれぞれ 213 株（98%）および 171 株（79%）の分離株が同定されたが，直接法で同定できたのはそれぞれ 136 株（63%）および 56 株（26%）であった．関連属のグループでは，ギ酸抽出法では属および種レベルでそれぞれ 71 株（88%）および 36 株（44%）の分離株が同定されたが，直接法では属レベルで 32 株（40%），種レベルで 4 株（5%）であった．どちらのグループでも，属および種レベルでの分離株の同定に関しては，直接法よりもギ酸抽出法の方が優れていた．このようにグラム陰性菌よりはるかに細胞壁の厚いグラム陽性菌についてはギ酸抽出により，MALDI-TOF MS の菌種識別能力が向上したことが報告されている（**参考 5**）[14]．

参考 5. Table 2 https://doi.org/10.1128/jcm.00506-11

ギ酸抽出は，糖非発酵細菌種[15]およびブドウ球菌属[16]の試料調製にも用いられ，*S. epidermidis* について 11 株の臨床分離株と 8 株の環境分離株の識別が可能であったことが示されている（**参考 6**）．

参考 6. Fig 2 https://doi.org/10.1128/jcm.00413-09

さらに馬場ら（2023）[17]は，日本全国の納豆から分離された納豆菌株について MALDI-TOF MS を用いた同定・判別を試みている．装置メーカー推奨前処理法である直接塗布－マトリックス処理（直接法）により前処理した試料では納豆からの分離株を含む枯草菌グループの菌種を正確に同定することは困難であった．しかし，エタノール・ギ酸処理を前処理とする MALDI-TOF MS 解析を行い，得られた質量スペクトルデータに基づいて作成された樹状図では，納豆から分離された菌株は枯草菌グループの他の種とは異なる独立したクラスターを形成することを明らかにしている．これは納豆から分離された細菌が納豆製造に使用された納豆菌であるかどうかを正しく識別できることを示すものである．

このようにリボソームタンパク質を指標とした MALDI-TOF MS による微生物同定においてグラム陰性菌では直接法による試料調製で十分な精度で菌種同定できるが[18]，グラム陽性菌ではギ酸による予備抽出が重要である．

3.7 MALDI-TOF MS による真菌種の同定

細菌と同様に，MALDI-TOF MS による酵母の同定についても種々の処理方法が検討されており，その中でもギ酸による予備抽出の有効性が報告されている[19]．さらに，真菌の場合，菌種同定および菌株識別には培養条件および菌糸と胞子の試料調製も重要である．サブローゲン

タマイシン - クロラムフェニコール寒天培地平板上において 27℃で 72 時間培養して得た菌体をエタノール中でインキュベート後，ギ酸抽出することで同定の精度が向上している．また，アセトニトリルを添加し，混合物を遠心分離して得た上清も MALDI-TOF MS による菌種同定の精度向上には有効であると報告されている [20]．

カビの菌糸をエタノールとジルコニア–シリカビーズに懸濁してボルテックスにより破砕した後，遠心分離により得た沈殿からギ酸処理により得られた上清を用いると，MALDI-TOF MS による同定で良好な結果が得られたことが報告されている．また，ペニシリウム属のカビについては未破砕の細胞の分析では菌種同定に十分な質量スペクトルが得られなかったが，分生子と胞子をトリフルオロ酢酸–アセトニトリルに懸濁し，ガラスビーズで破砕することにより菌種同定に十分なピーク数とピーク強度の質量スペクトルが得られ（**参考 7**），高い精度で菌種を識別同定可能であったと報告されている [21]．

参考 7. Figure 1 https://doi.org/10.1002/rcm.3649

酵母についても，食品由来酵母 22 菌種 75 株について，ポテトデキストロース寒天培地で 28℃，5 日間培養後のコロニーをエタノール・ギ酸処理して MALDI-TOF MS 解析が行われている [22]．その結果，72 菌株でデータベース登録用の基準となるスペクトルである Main Spectrum（MSP）作成が可能であり，エタノール・ギ酸処理で MSP を作成できなかった 3 菌株についても，菌体を酵母破砕キットによりビーズで破砕後にエタノール・ギ酸処理することで MSP 作成が可能であることが示されている．このように真菌の菌糸および胞子からの MALDI-TOF MS 試料調製法として，ビーズ破砕後のエタノール・ギ酸処理は非常に有効である．

最　後　に

本章では，適切なマトリックスの発見，コロニーを直接試料として利用できること，2,000 ～ 20,000 Da の質量範囲で微生物の PMF を記録するためのプログラム開発，微生物同定のための専用データベースの利用により，MALDI-TOF MS は簡易かつ迅速な微生物同定法としての有用性が示されてきた．問題となったのは，同じ MALDI-TOF MS 装置を使用した異なる研究室での同じ微生物種について得られた質量スペクトルおよび PMF の再現性である．同一の研究室における再現性の検討では，同じ条件で培養した細菌のコロニーについて同じ試料前処理を行い，同じ装置で繰り返し実験を行うと，質量スペクトルおよび PMF は高いレベルで一致した [23]．しかし，研究室間における 質量スペクトルおよび PMF の再現性に関する検討では，同じ試料調製方法，同じ装置，および同じ分析ソフトウェアを使用して異なる研究室でスペクトル測定された同一の微生物株の PMF において，高いレベルの再現性を示す場合もあるが [24]，一致性が低いことも報告されている [25]．しかし，研究者の努力により MALDI-TOF MS

を用いた微生物同定において標準培養条件および標準化された試料調製法を採用すれば，異なる研究室において同一の装置で得られた質量スペクトルおよびPMFを含むライブラリあるいはデータベースを菌種同定のために共有できることが示されている．

これまでに多くのグラム陽性菌，グラム陰性菌，臨床由来好塩性菌，環境分離菌に至るまで広範囲の細菌や真菌についてMALDI-TOF MSを利用したタンパク質の質量スペクトル情報が提供されている．この他にも，MALDI-TOF MSが藻類[26]，線虫[27]，および昆虫[28]の識別にも適用できることが示されている．装置の価格は高価であるが，ランニングコストは安価で操作には専門的で特殊な技術が必要ではないためMALDI-TOF MSは日常的な微生物同定において重要なツールとなっている．しかし，臨床微生物株の質量スペクトルデータは同定用のデータベースに多いが，食品の腐敗や品質劣化，食品製造環境の汚染微生物を同定するために必要な微生物株の質量スペクトルのデータベース登録数は少ない．このため，食品や製造環境からの分離微生物を同定できる確率が高くないことおよび同定精度が課題であり，今後，当該微生物質量スペクトルデータのデータベースへの登録拡大が重要である．

■参考文献

1) 後藤慶一．DNA塩基配列に基づくカビ・酵母の同定，日本食品微生物学会雑誌，2010; 27(2): 56-62. https://doi.org/10.5803/jsfm.27.56

2) O'Leary A M, *et al*. Pulsed field gel electrophoresis typing of human and retail foodstuff *Campylobacters*: an irish perspective. *Food Microbiol*. 2011; 28: 426–433. https://doi.org/10.1016/j.fm.2010.10.003

3) Wasinger VC, *et al*. Progress with gene-product mapping of the Mollicutes: *Mycoplasma genitalium*. *Electrophoresis*. 1995; 16(7): 1090-1094. https://doi.org/10.1002/elps.11501601185

4) Vandamme P, *et al*. Polyphasic analysis of strains of the genus *Capnocytophaga* and Centers for Disease Control group DF-3. *Int. J. Syst. Bacteriol*. 1996; 46: 782–791. https://doi.org/10.1099/00207713-46-3-782

5) Cash P. Proteomics in the study of the molecular taxonomy and epidemiology of bacterial pathogens. *Electrophoresis*. 2009; 1: S133–S141. https://doi.org/10.1002/elps.200900059

6) Tiwari V, Tiwari M. Quantitative proteomics to study carbapenem resistance in *Acinetobacter baumannii*. *Front. Microbiol*. 2014; 5:512, 1-7. https://doi.org/10.3389/fmicb.2014.00512

7) Murray PR. What is new in clinical microbiology-microbial identification by MALDI-TOF mass spectrometry. *J. Mol. Diagn*. 2012; 14: 419–423. https://doi.org/10.1016/j.jmoldx.2012.03.007

8) Fagerquist CK, *et al*. Rapid identification of protein biomarkers of *Escherichia coli* O157:H7 by matrix-assisted laser desorption ionization-time-of-flight-time-of-flight mass spectrometry and top-down proteomics. *Anal Chem*. 2010; 82(7): 2717-2725. https://doi.org/10.1021/ac902455d

9) Suh MJ, *et al*. Extending ribosomal protein identifications to unsequenced bacterial strains using matrix-assisted laser desorption/ionization mass spectrometry. *Proteomics*. 2005; 5(18): 4818-4831. https://doi.org/10.1002/pmic.200402111

10) Demirev PA, *et al*. Bioinformatics and mass spectrometry for microorganism identification: proteome-wide post-translational modifications and database search algorithms for characterization of intact *H. pylori*. *Anal Chem*. 2001; 73(19): 4566-4573. https://doi.org/10.1021/ac010466f

11) Ilina EN, *et al*. Direct bacterial profiling by matrix-assisted laser desorption-ionization time-of-flight mass spectrometry for identification of pathogenic *Neisseria*. *J Mol Diagn*. 2009; 11(1): 75-86. https://doi.org/10.2353/jmoldx.2009.080079

12) Stephan R, *et al*. Rapid species specific identification and subtyping of *Yersinia enterocolitica* by MALDI-TOF mass spectrometry. *J. Microbiol. Methods*, 2011; 87(2): 150-153. https://doi.org/10.1016/j.mimet.2011.08.016

13) Eddabra R, Prévost G, Scheftel JM. Rapid discrimination of environmental *Vibrio* by matrix-assisted laser desorption ionization time-of-flight mass spectrometry. *Microbiol Res.* 2012; 167(4): 226-30. https://doi.org/10.1016/j.micres.2011.09.002

14) Alatoom AA, *et al.* Comparison of direct colony method versus extraction method for identification of gram-positive cocci by use of Bruker Biotyper matrix-assisted laser desorption ionization-time of flight mass spectrometry. *J. Clin. Microbiol.* 2011; 49(8): 2868-2873. https://doi.org/10.1128/jcm.00506-11

15) Mellmann A, *et al.* Evaluation of matrix-assisted laser desorption ionization-time-of-flight mass spectrometry in comparison to 16S rRNA gene sequencing for species identification of nonfermenting bacteria. *J. Clin. Microbiol.* 2008; 46(6): 1946-54. https://doi.org/10.1128/jcm.00157-08

16) Dubois D, *et al.* Identification of a variety of *Staphylococcus* species by matrix-assisted laser desorption ionization-time of flight mass spectrometry. *J. Clin. Microbiol.* 2010; 48(3): 941-5. https://doi.org/10.1128/jcm.00413-09

17) 馬場 浩　他．エタノール-ギ酸処理を前処理とする MALDI-TOF MS 分析による納豆菌の簡易識別，日本食品保蔵科学会誌，2023; 49(3): 123-130. http://id.ndl.go.jp/bib/032913346

18) Saffert RT, *et al.*, Comparison of Bruker Biotyper matrix-assisted laser desorption ionization-time of flight mass spectrometer to BD Phoenix automated microbiology system for identification of gram-negative bacilli. *J. Clin. Microbiol.* 2011; 49(3): 887-892. https://doi.org/10.1128/jcm.01890-10

19) Theel ES, *et al.* Formic acid-based direct, on-plate testing of yeast and *Corynebacterium* species by Bruker Biotyper matrix-assisted laser desorption ionization-time of flight mass spectrometry. *J. Clin. Microbiol.* 2012; 50(9): 3093-3095. https://doi.org/10.1128/jcm.01045-12

20) Lau AF, *et al.* Development of a clinically comprehensive database and a simple procedure for identification of molds from solid media by matrix-assisted laser desorption ionization–time of flight mass spectrometry. *J. Clin. Microbiol.* 2013; 51: 828–834. doi: https://doi.org/10.1128/jcm.02852-12

21) Hettick JM, *et al.* Blachere FM, Schmechel D, Beezhold DH. Discrimination of *Penicillium* isolates by matrix-assisted laser desorption/ionization time-of-flight mass spectrometry fingerprinting. *Rapid Commun. Mass Spectrom.* 2008; 22(16): 2555-2560. https://doi.org/10.1002/rcm.3649

22) 馬場 浩　他，MALDI-TOF MS を用いた酵母の同定の検討，日本食品科学工学会誌，2022; 69(3): 115-125. https://doi.org/10.3136/nskkk.69.115

23) Walker J, *et al.* Intact cell mass spectrometry(ICMS)used to type methicillin-resistant *Staphylococcus aureus*: media effects and inter-laboratory reproducibility. *J. Microbiol. Methods.* 2002; 48(2-3): 117-126. https://doi.org/10.1016/S0167-7012(01)00316-5

24) Wang Z, *et al.* Investigation of spectral reproducibility in direct analysis of bacteria proteins by matrix-assisted laser desorption/ionization time-of-flight mass spectrometry. *Rapid Commun. Mass Spectrom.*, 1998; 12: 456–464. https://doi.org/10.1002/(SICI)1097-0231(19980430)12:8<456::AID-RCM177>3.0.CO;2-U

25) Wunschel DS, *et al.* Effects of varied pH, growth rate and temperature using controlled fermentation and batch culture on matrix assisted laser desorption/ionization whole cell protein fingerprints. *J. Microbiol. Methods*, 2005; 62(3): 259-271. https://doi.org/10.1016/j.mimet.2005.04.033

26) von Bergen M, *et al.* Identification of harmless and pathogenic algae of the genus *Prototheca* by MALDI-MS. *Proteomics Clin. Appl.* 2009; 3(7): 774-784. https://doi.org/10.1002/prca.200780138

27) Perera MR, Vanstone VA, Jones MG. A novel approach to identify plant parasitic nematodes using matrix-assisted laser desorption/ionization time-of-flight mass spectrometry. *Rapid Commun. Mass Spectrom.* 2005; 19(11): 1454-1460. https://doi.org/10.1002/rcm.1943

28) Hoppenheit A, *et al.* Identification of Tsetse (*Glossina* spp.) using matrix-assisted laser desorption/ionisation time of flight mass spectrometry. *PLoS Negl. Trop. Dis.* 2013; 7:e2305. https://doi.org/10.1371/journal.pntd.0002305

（宮本敬久）

第 4 章　食品産業での MALDI-TOF MS 微生物同定の実際

—迅速多検体解析がもたらした食品産業への展開—

4.1　迅速な多検体解析技術が食品産業にもたらす具体的な利益と効率性

4.1.1　背　　景

飲料・食品の製造を行う上で製造に関連する様々な状況，原料，環境，製品などの衛生検査で検出された微生物の正体を迅速に見極め，耐熱性，増殖性，食中毒の可能性など，その微生物に起因するリスクを正確に把握し対応することは非常に重要である．特に原料の品質判断，工場での製造判断や製品の出荷判断などの試験にかかる時間は，商品の品質，さまざまなコストや機会のロスにつながり，またお客様や外部への安全性情報の提供などの意味合いも含めそのリスクを迅速に明らかかする必要がある．これらのリスクを見極めるには微生物を属，種レベルで見分ける必要があるため，飲料・食品の産業にとって迅速かつ正確に種レベルの微生物の同定を行うことができる技術というのは非常に重要である．

近年，新しい微生物同定の手法として MALDI-TOF MS を用いた同定法が広く普及してきている．微生物菌体から溶媒を用いた簡単な抽出作業を行った後に機器を用いて測定を行い，検出される質量電荷比のスペクトルをフィンガープリントとしてデータベースと照合し識別・同定する仕組みとなっている．測定の前作業である菌体からの抽出処理を行わずに測定用のターゲットプレートに直接菌体を塗付することでも測定が可能であり，非常に簡易に同定作業が可能な方法である．検出，測定しているのは主にリボソームタンパク質などを主とする菌体のタンパク質であるが，このスペクトルパターンは菌種によって特異的であり，データベース化した様々な菌のスペクトルと比較し相同性を確認することにより菌種の同定が行える仕組みとなっている．現状数千種以上の菌種がデータベースに登録されており，必要な菌株のデータを追加して独自のデータベースとして構築することやその構築したデータベースを共有することも可能である．また近年の研究では菌種同定だけではなく，菌株の判別や毒素産生能の判別，抗生物質耐性の判別など様々な判断へ使用用途が広がっている報告もあり，今後のさらなる発展も期待できる技術である．

4.1.2　微生物同定機器としての特徴

一般的に使用される微生物同定の手法について一覧にして比較した（**図 4.1**）．MALDI-TOF

	初期コスト (千円)	検査コスト (円/検体)	時間	手間・必要技術	対象菌種	同定レベル
培養法	―	-200	1-7d	×	？？	科-属(種)
自動同定機器 VITEK2等	6,000-9,000	2,000	6-24h	◎	350種	属-種
PCR(conv., q, uf) LAMP等	300-1,000	100-2,000	1-4h	○	1種/primer	特定菌・株対象
DNA解析	8,000-25,000	1,000-3,000	5-7h	△	数万種	種 or 株
MALDI TOF MS	30,000-	20-50	0.5h	◎	4,000種	種 or 株
ナノポア シーケンサー	150	-30,000	2-3h	○	数万種	種

■同定手法の比較からわかるMALDI-TOF MSの優位点
・ランニングコストが非常に安価で，短時間で結果が得られる.
・特殊な操作等は必要ないため，誰にでも利用が出来る.
・緊急時の微生物解析対応や多検体処理などに適している.

図4.1 同定手法の比較

MSは初期の機器購入にかかる費用は3,000～4,000万円とこれらの機器の中では最も高価な部類に入る．しかし，1サンプルあたりの同定にかかる試薬の費用は，従来の標準的な方法であるリボソームDNA解析が2,000円程度であるのに対して，MALDI-TOF MSでは30円程度であり，ランニングコストは非常に安価である．また従来のリボソームDNA配列解析による同定が，DNAの扱いやPCR作業など一定の遺伝子操作への練度が必要であり，またPCR反応，シーケンス反応，電気泳動などを含めて5～7時間程度を要するのに対して，MALDI-TOF MSを用いた同定は，菌体からの抽出操作などを含めて10～20分程度で結果を得られる．すなわち作業にかかる人件費や同定結果が出るまでに失われる様々な損失を抑えることが可能となる非常に簡易で迅速な手法といえる．

データベースに登録されている同定可能な菌種の対象数は4,000種強であり，公共のデータベースを利用できるDNA配列解析を用いた手法と比較すると少ないが，特殊な技能がいらず操作が簡易であることが特徴で，作業経験の少ない人にも容易に技術展開が可能である．MALDI-TOF MSは，およそ20年以上も前から研究されている方法であり，これまでは主に臨床微生物分野の同定を目的として普及してきたが，近年は食品衛生分野への利用の有効性が認識され，国内の食品・飲料製造会社での導入が進んでいる．特に緊急時の微生物解析対応や多検体処理に適しており，さらなる利用が期待されている．

4.2 技術導入の際の課題，制限，およびその解決策の事例

4.2.1 清涼飲料水製造の管理に技術導入するにあたり

清涼飲料水の製造にあたっては，一般的な殺菌食品のびん詰や缶詰，レトルト食品等の製造と同様に，最終製品として「商業的無菌にする」という考えに基づいて，原材料・工程・製造環境や製品の微生物検査や管理を行っている．そのため主に微生物の耐熱性の保持の判断や，耐熱性を持つ芽胞を形成する *Bacillus* 属，*Clostridium* 属とその類縁属菌の管理が非常に重要となる．MALDI-TOF MS は前述の通り，主に臨床微生物分野における微生物の同定目的で普及が進んできたため，食品衛生で問題となる *Bacillus* 属，*Clostridium* 属とその近縁の細菌，嫌気性高温性芽胞細菌の *Thermoanaerobacter* 属，*Thermoanaerobacterium* 属，*Moorella* 属や果汁飲料などの酸性領域で増殖する芽胞形成細菌である *Alicyclobacillus* 属や *Sporolactobacillus* 属などに，本同定法が有効であるかどうかが非常に重要となる．清涼飲料水や食品の管理対象として一般的な各種 *Bacillus* 属の MALDI-TOF MS によるスペクトルを取得，比較したところ，それぞれ種ごとに異なるスペクトルを示していることが確認でき，またそれぞれの種を決定できることも確認できた（**図 4.2**）．

4.2.2 同定に必要な培養条件と同定結果への影響

食品の一般衛生管理指標となるような大腸菌や一般的な芽胞形成細菌である枯草菌，セ

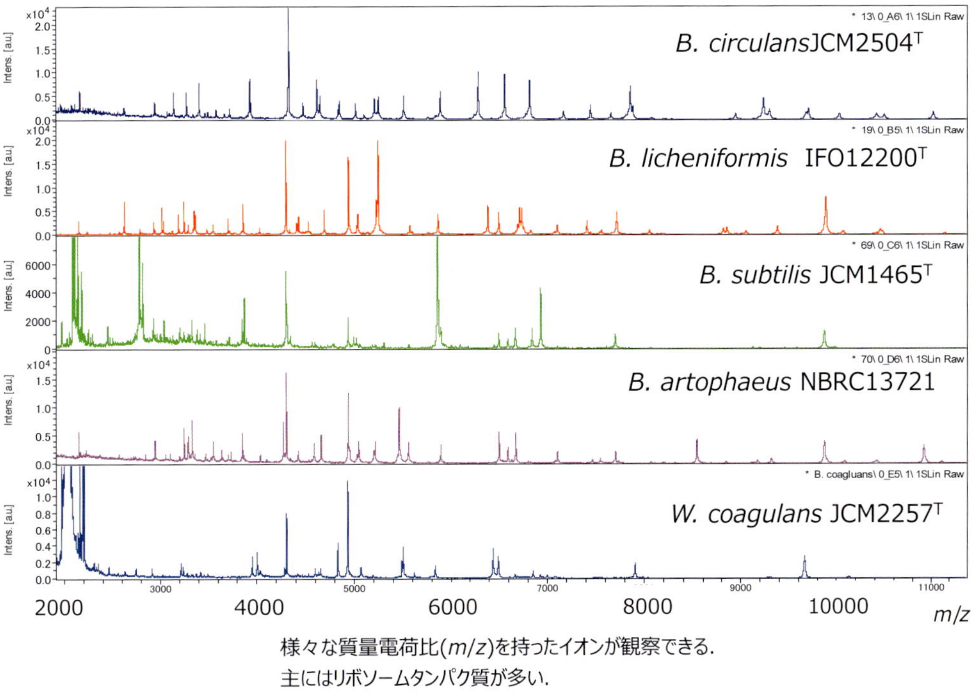

図 4.2 各種 *Bacillus* 属スペクトル

レウス菌を使用し，培養条件と同定結果への影響を調査した．*E. coli* ABS106株 *B. subtilis* JCM1465株，*B. cereus* JCM2152株を使用し，標準寒天培地，変法TGC寒天培地，R2A寒天培地を用いて様々な温度や酸素条件にて培養を行った．それぞれ培養1, 2, 3, 5, 7日目の菌体をサンプルとし，MALDI-Biotyperを用いて基本のプロトコルであるギ酸-エタノール法による抽出・同定を実施し同定結果の確認とスペクトルの比較を行った．その結果*E.coli*では検討のすべての培地種（SPC培地，mTGCA培地，R2A培地），培養条件（25℃好気培養，35℃好気培養・嫌気培養），培養日数（1, 2, 3, 5, 7日）のサンプルにおいて同定が可能な結果であった（**図4.3**）．このことから*E.coli*では培地の組成の差は同定精度に大きな影響を及ぼさないと考えられた．

しかし*B. subtilis*, *B. cereus*の2菌株はともに培養3日目までのサンプルでは同菌である同定結果が得られたが，培養5,7日目のサンプルでは正しい同定結果が得られなかった（**図4.4**）．培養温度が低い条件や栄養成分量が少ない培地で培養を実施した方が同定可能な培養日数が長い傾向と考えられたが，培地種によっても異なり，明確な傾向はわからなかった．測定したスペクトルを比較すると培養7日目のサンプルには培養2,3日目のサンプルには見られなかったピークがいくつか確認され，全体のスペクトルが変化していることがわかった（**図4.5**）．

本結果以外にも同様の試験をグラム陰性菌（*Pseudomonas putida*）や芽胞非形成のグラム陽性細菌（*Staphylococcus epidermidis*）を用いて行ったが，これらの菌は培養1～2週間たってもスペクトルにあまり変化は見られず正しく同定結果を得ることができた．今回培養7日目サンプルでは同定のできなかったこれらの*Bacillus*属に関しては検鏡観察などを行った結果，4日目以

グラム陰性菌：大腸菌　*E.coli* ABS-106

days	SPC			mTGCA			R2A
	25°C 好気	35 °C 好気	35 °C 嫌気	25°C 好気	35 °C 好気	35 °C 嫌気	35 °C 好気
1	○	○	○	○	○	○	○
2	○	○	○	○	○	○	○
3	○	○	○	○	○	○	○
5	○	○	○	○	○	○	○
7	○	○	○	○	○	○	−

培地，酸素，温度条件などの影響は殆どない　→　培地・培養の条件は問わない
1週間以内のサンプルは問題なく同定可能　→　培養日数による影響なし
1週間程度問題のないことは他の水生細菌でも確認．ただし1カ月サンプルは同定不可．

図4.3　各種培養条件による同定結果

グラム陽性芽胞形成細菌

B.subtilis ABS-069
培養から2,3日目までがMALDI-TOFによる同定の限界

day	PCA培地		mTGCA培地		R2A
	25°C	35 °C	25°C	35 °C	35 °C
1	○	○	○	△	○
2	○	△	○	○	○
3	△	△	×	○	○
5	△	×	×	△	△
7	×	×	×	×	−

B. cereus ABS-010
培養から3日目までがMALDI-TOFによる同定の限界

day	PCA培地		mTGCA培地 R2A		
	25°C	35 °C	25°C	35 °C	35 °C
1	○	○	○	○	−
2	○	○	○	○	−
3	○	△	○	○	−
5	△	×	○	△	−
7	×	×	△	△	−

図4.4　各種培養条件による同定結果

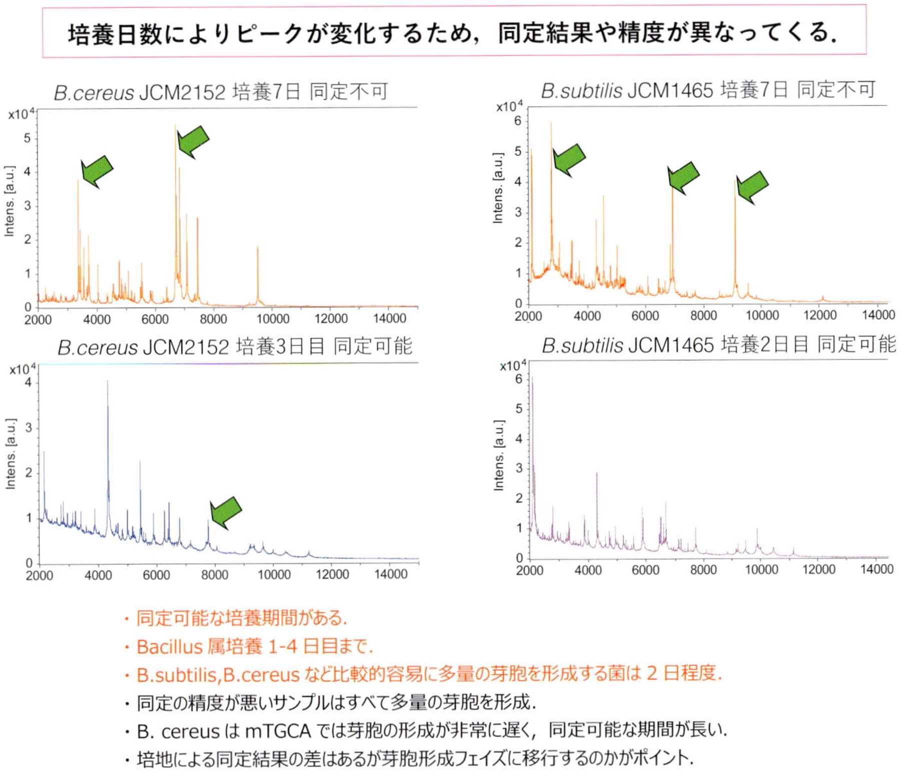
培養日数によりピークが変化するため，同定結果や精度が異なってくる．
B.cereus JCM2152 培養7日 同定不可
B.subtilis JCM1465 培養7日 同定不可
B.cereus JCM2152 培養3日目 同定可能
B.subtilis JCM1465 培養2日目 同定可能
Intens. [a.u.]
・同定可能な培養期間がある．
・Bacillus 属培養 1-4 日目まで．
・B.subtilis,B.cereus など比較的容易に多量の芽胞を形成する菌は 2 日程度．
・同定の精度が悪いサンプルはすべて多量の芽胞を形成．
・B. cereus は mTGCA では芽胞の形成が非常に遅く，同定可能な期間が長い．
・培地による同定結果の差はあるが芽胞形成フェイズに移行するのかがポイント．

図 4.5　サンプル培養期間の比較

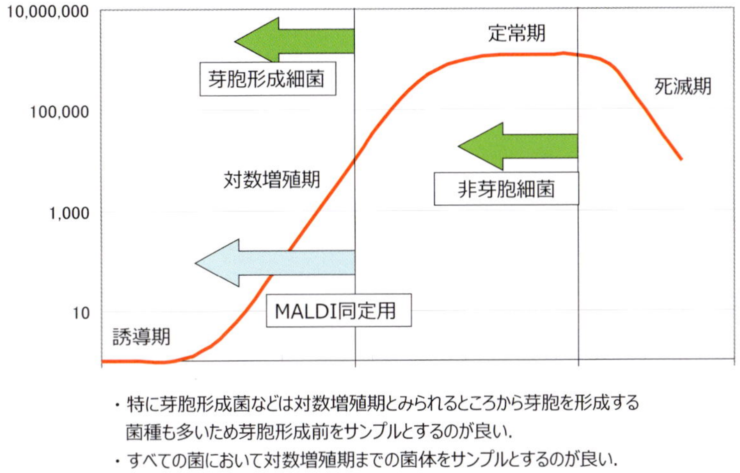

・特に芽胞形成菌などは対数増殖期とみられるところから芽胞を形成する
菌種も多いため芽胞形成前をサンプルとするのが良い．

図 4.6　微生物のフェーズと MALDI の同定

降のサンプルには多量の遊離した芽胞と死菌が観察されており，芽胞細菌に関しては芽胞の作りやすさや形成状況，菌の生育フェイズが大きく影響してくることが考えられた．培養温度が低い条件や栄養成分量が少ない培地で培養を実施した方が同定可能な培養日数が長い傾向にあったのは，増殖速度を抑えることで対数増殖期から定常期や死滅期へと移行することや芽胞

- 培地の影響は少ない
  - 選択培地や特殊な培地など極端に異なる成分は一部影響することがある．ため一般的な培地の範囲が望ましい．例外あり．
- 温度の影響は少ない
  - 温度の影響は少ない．例外あり．
- 酸素条件の影響は少ない
- 菌の状態の影響は受けやすい
  - 菌の phase や芽胞形成状態などの影響をうける．温度や培地が菌の phase に影響を与える場合，それぞれの影響として見られる場合もある．

基本的にはその菌に対する最適な培地で最適な培養条件で培養し，生育し始めすぐの対数増殖期のサンプルが良い．

生育の早い菌 8-24h，遅い菌 24-72h など

図 4.7　同定のための前培養の条件

形成が抑えられたためと考えられた．そのため現状同定に使用するサンプルは主に対数増殖期までのサンプルを使用することや，芽胞形成などが進む前のサンプルを使用することが望ましいと考えられた（**図 4.6**）．

以上の結果から，MALDI-TOF MS にかけるサンプルの培養のもたらす影響として，培地の種類，温度や酸素などの培養条件などの影響は大きくはないが，それらの影響による菌の生育フェイズや芽胞の形成状態によって大きく影響を受けることがわかった．基本的にはその菌に対する適切な培地で適切な培養条件で培養し，生育し始めすぐの対数増殖期のサンプルを用いることが良いと考えらえれた（**図 4.7**）．

4.2.3　同定精度について

B. cereus とその近縁種である *B. cereus* JCM 2152, ATCC 9139, ABS-011, 012，*B. mycoides* ATCC 6462, IFO 3015，*B. thuringensis* ATCC10792 の菌株を用いて，また *B. subtilis* とその近縁種である *B. atrophaeus* に関して *B. atrophaeus* NBRC13721，*B. subtilis* JCM1465，NBRC3134, 13722，ABS-002 を用いて既存データベースによる同定精度の確認を行った．*B. cereus* group の菌株は 16S rDNA の解析による同定では *B. cereus*，*B. thuringensis*，*B. mycoides* のそれぞれを判別することが非常に困難である．通常は詳細な菌種レベルでの同定結果を得ることが出来ないことが多いが，MALDI-Biotyper を使用した場合，それぞれ容易に *B. cereus*，*B. thuringensis*，*B. mycoides* と区別同定が可能であることがわかった．

また *B. subtilis* group の菌株も同様で 16S rDNA の解析による同定では詳細な判別を行うことは困難であるが，MALDI-Biotyper を使用した場合 *B. subtilis*，*B. atrophaeus* の区別同定が可能であることがわかった．これらのグループの菌株は近年さらに種の分類が進んでおり，現状

同定一致	菌株番号	MALDI同定	16S partial (8f-534r)
B. cereus	JCM2152^T	*B. cereus*	*B. cereus group*
B. cereus	ABS011	*B. cereus*	
B. cereus	ABS012	*B. cereus*	
B. mycoides	ATCC6462^T	*B. mycoides*	
B. thuringensis	ATCC10792^T	*B. thuringensis*	
B. mycoides	IFO3015	*B. mycoides*	
B. cereus	ATCC9139	*B. cereus*	
同定一致	**菌株番号**	**MALDI同定**	**16S partial (8f-534r)**
B. atrophaeus	NBRC13721	*B. atrophaeus*	*B. subtilis group*
B. subtilis	ABS002	*B. subtilis*	
B. subtilis	ABS008	*B. subtilis*	
B. subtilis	JCM1465	*B. subtilis*	
B. subtilis	NBRC3134	*B. subtilis*	
B. subtilis	NBRC13722	*B. subtilis*	

・同定が難しい近縁Bacillus属でも種の同定が可能な可能性がある

・16S rDNAの解析による同定方法と同等かそれよりも精度が高い

一般的に清涼飲料の環境で検出されやすい *Bacillus* 属，*Paenibaciilus* 属等に関しては 80-90%程度は同定可能．マイナーな芽胞形成菌をなどの検出なども含みすべての検出芽胞菌とすると 70-80% の同定．

図 4.8　*Bacillus* 属 MADLI 同定結果例

の分類において詳細に判別できるか詳細に確認していく必要があると考えているが，MALDI-TOF-MS を用いた同定手法は従来の 16S rDNA の解析によって得られる同定結果と同等以上の精度が得られるものと考えられた（**図 4.8**）．

4.2.4　データベースの拡充と種内バリエーション

清涼飲料水や食品の製造において危害管理の対象となる主要な菌種は，好気性芽胞細菌の *Bacillus* 属とその近縁属，*Geobacillus* 属，耐熱性好酸性菌 *Alicyclobacillus* 属，常温嫌気性芽胞菌 *Clostridium* 属や高温嫌気性芽胞菌 *Thermoanaerobacter* 属などがあり，なかでも殺菌食品の分野においては，常温で生育する芽胞細菌の中で最も耐熱性の高い *Weizmannia coagulans* が非常に重要な菌種となっている．そこで社内で保有の *W. coagulans* について 20 株程度の同定結果を確認したところ，明確に *W. coagulans* として同定できたのは 60%程度の菌株であった（**図 4.9**）．そこでこれらの菌株の 16S rDNA 解析の実施とともに *W. coagulans* について缶詰びん詰レトルト食品協会で保有の *W. coagulans* について，およそ 25 株をデータベース登録した結果，前述の 20 株の同定は 100%に向上した．

W. coagulans は耐熱性やその性質により種内のバリエーションが多様であることが知られており，既存の MALDI–Biotyper のデータベースには *W. coagulans* のタイプストレインの同系統の菌株データは登録されていたが，今回の研究結果からは 16S rDNA でクラスターを形成する一部の *W. coagulans* のグループの菌株がなかったため種内の菌株すべてを同定するには十分でなく，同定ができなかった菌株があったと考えられた．

同定一致	菌株番号	公定機関番号	MALDI 同定	16S partial (8f-534r)
○	ABS017	IAM1115	*W. coagulans*	*W. coagulans*^{T}
○	ABS018		*W. coagulans*	*W. coagulans*^{T}
×	ABS036	IAM1194	同定できず	*W. coagulans* (B)
○	ABS037		*W. coagulans*	*W. coagulans*^{T}
○	ABS038		*W. coagulans*	*W. coagulans*^{T}
○	ABS040		*W. coagulans*	*W. coagulans*^{T}
○	ABS041		*W. coagulans*	*W. coagulans*^{T}
○	ABS042		*W. coagulans*	*W. coagulans*^{T}
○	ABS074	JCM2257^{T}	*W. coagulans*	*W. coagulans*^{T}
○	ABS087		*W. coagulans*	*W. coagulans*^{T}
○	ABS088		*W. coagulans*	*W. coagulans*^{T}
×	ABS089		同定できず	*W. coagulans* (B)
○	ABS090		*W. coagulans*	*W. coagulans*^{T}
○	ABS091		同定できず	*W. coagulans*^{T}
○	ABS092		*W. coagulans*	*W. coagulans*^{T}
×	ABS093		同定できず	*W. coagulans* (B)
○	ABS095		同定できず	*W. coagulans*^{T}
×	ABS096		同定できず	*W. coagulans* (B)
○	ABS098		同定できず	*W. coagulans*^{T}

常温域で生育する*Bacillus*の中でもっとも耐熱性が高い菌の一つ.
中酸性域での生育やカテキン耐性などで注意が必要

図 4.9　*Weizmannia coagulans* の同定結果比較

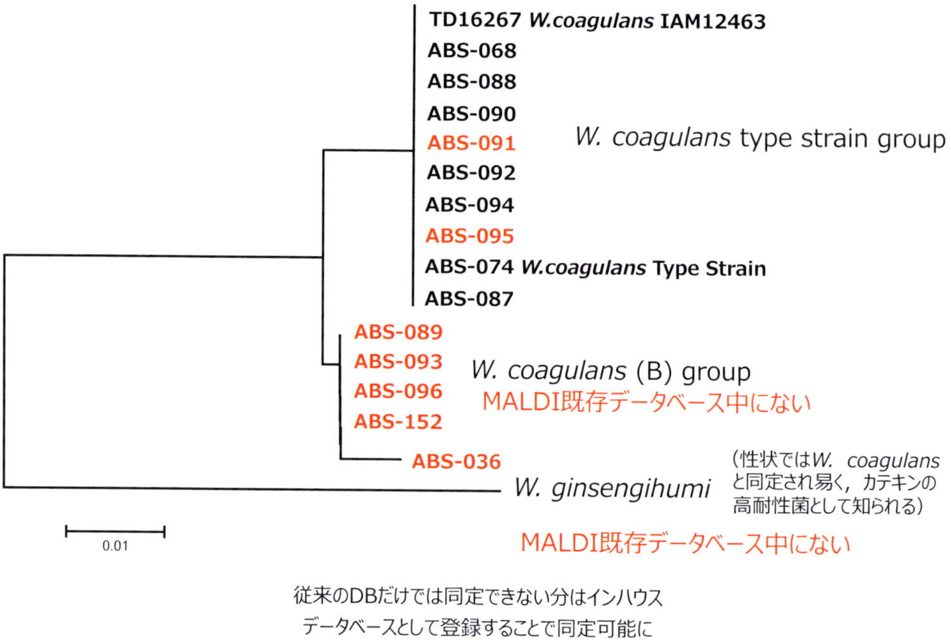

図 4.10　*W. coagulans* 系統樹（16S rDNA）

MALDI-TOF MS を用いた同定手法において，同じ菌種がデータベースに登録されていても正確に同定出来ない場合があるが，これらは菌株レベルの多様性に富んだグループを形成している菌種群に見られることが多い．しかし，これらの菌株のバリエーションを補うように独自にデータベースを増やして構築することで，より正確に同定を行うことが可能となることがわかった（**図 4.10**）．

4.2.5　インハウスデータベースの作成と拡張

果汁飲料などを代表とする酸性域の飲料においては，D90℃＝10 分以上と耐熱性の高い芽胞を形成し，低 pH（pH 2.0-6.0）で増殖する能力を持った *Alicyclobacillus* 属という細菌が殺菌などの制御の必要な細菌として認識されている．*Alicyclobacillus* 属は一部の菌種で異臭物質を産生することから飲料や食品の製造ではメジャーな菌ではあるが，それ以外では一部の研究者がわずかに扱うだけの菌であり，一般的にあまり知られておらず，既存のデータベース（2013 年当時）の中には本菌のデータは含まれていなかった．そこで菌株保存機関から購入した *A. acidiphilus* DSM14558 株，*A. acidoterrestris* ATCC49025 株，49026 株，49027 株，*A. acidocaldarius* JCM5260 株，5261 株，*A. cycloheptanicus* ATCC49028 株，49029 株，*A. herbarius* DSM13609 株，*A. hesperidum* DSM12489 株，*Alicyclobacillus* sp. DSM11984 株を MALDI– Biotyper を使用し同定を行ったところ，データベース上には一致する菌株は存在せず，菌の同定結果を得ることが出来なかった（**図 4.11**）．

属	種	菌株番号	MALDI 同定	データベースのデータの有無
Alicyclobacillus	*acidoterrestris*	ABS323	同定できず	無
	acidoterrestris	ATCC49025^T	同定できず	無
	acidoterrestris	ATCC49026	同定できず	無
	acidoterrestris	ATCC49027	同定できず	無
	cycoheptanicus	ATCC49028^T	同定できず	無
	cycoheptanicus	ATCC49029	同定できず	無
	acidocalarius	JCM5260^T	同定できず	無
	acidocalarius	JCM5261	同定できず	無
	hesperidum	DSM12489^T	同定できず	無
	herbarius	DSM13609^T	同定できず	無
	acidophilus	DSM14558^T	同定できず	無
	sp.	DSM11984	同定できず	無

*2019 年時の DB では上記の菌種を含む *Alicyclobacillus* 属 15 種が登録されている．

研究当時のデータベース中に *Alicyclobacillus* 属は登録されておらず同定できず．

↓

基準株を含む各菌株として MALDI-TOF MS でデータベースとして登録し，
各種果汁より検出の野生株計 34 株で同定の評価を行った．

図 4.11　*Alicyclobacillus* 属

属	種	菌株	MALDI 同定	16S partial (8f-534r)
Alicyclobacillus	*acidoterrestris*	OR-06, 14, 15, 24, 25, 28	*A. acidoterrestris*	*A. acidoterrestris*
		P-01, 02, 11, 13, PY-11	*A. acidoterrestris*	*A. acidoterrestris*
		CG-02	*A. acidoterrestris*	*A. acidoterrestris*
		A-01, 02, 03	*A. acidoterrestris*	*A. acidoterrestris*
	acidocaldarius	CM01, P-18, 19	*A. acidocaldarius*	*A. acidocaldarius*
	sp. (genomic species1)	WG-01, 02, 05, 08, 09	*Alicyclobacillus sp.*	*Alicyclobacillus sp.*
		BO-02, 03, 04, 05	*Alicyclobacillus sp.*	*Alicyclobacillus sp.*
		T-01, 02, 03, CG-04, M-02	*Alicyclobacillus sp.*	*Alicyclobacillus sp.*
		BN-01	*Alicyclobacillus sp.*	*A. acidocaldarius*
	herbarius	WG-07	*A. herbarius*	*A. herbarius*

・野生株計 34 株中 33 株で種同定可能.
・結果の一致しなかった 1 菌株は非常に近縁な菌種間での結果の違いのみ.

図 4.12 *Alicyclobacillus* 野生株同定結果

そこでこれらの購入した菌株をそれぞれの菌種としてデータベース登録し，果汁などの原料から単離された野生株 34 株を MALDI-Biotyper を用いて同定を行ったところ，すべての菌株において 16S rDNA 配列の解析によるものと同様の同定結果が得られた（**図 4.12**）．これらの *Alicyclobacillus* 属の菌株において基準株，野生株を含めて 16S rDNA の配列を用いた系統樹と MALDI-Biotyper を用いて描いた系統樹を比較したところ，両手法で作成したデンドログラムにおいて種ごとに形成されたクラスターが確認でき，両手法は同程度の分解・識別能力があるということが確認できた（**図 4.13**，**4.14**）．

また我々は上記以外にも *A. kakegawaensis*，*A. sendaiensis*，*A. mali*，*A. dauci*，*A. fastidiosus* なども含め既知の公定機関の菌株計十数種のデータの MALDI-Biotyper のデータベースへ登録を行ったところ，果汁などの原料から検出される野生株の 95％以上を従来の 16S rDNA の配列解析による同定と同等の精度で迅速に同定することが可能となり，各種 YSG 培地の検査にて菌の増殖が確認された際に，迅速な菌種判別の手法として非常に有用な精度で同定可能となった．

現在では清涼飲料水中で増殖する可能性のある主な危害菌である *A. acidoterrestris* をはじめとする数種の菌がデータベースに登録されており，メーカーによるデータベースの整備も進み同定可能な菌種は順次増えている．

またデータベースに登録されていない菌の例として，清涼飲料分野においては，寒い季節に自動販売機や店頭などでホット販売を行うミルク入りの缶コーヒーなどの製品中で増殖する可能性がある高温性嫌気性芽胞形成細菌の *Moorella* 属，*Thermoanaerobcater* 属，*Thermoanaerobacterium* 属，*Caldanaerobacter* 属などが原料や製造管理において非常に重要な菌となって

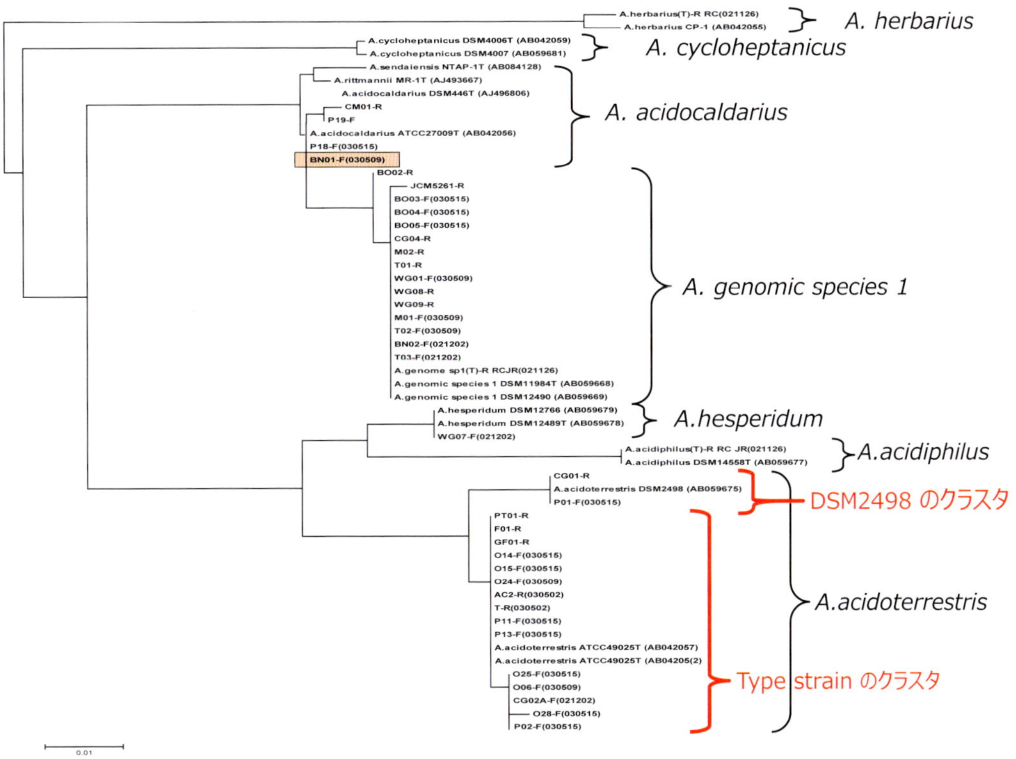

図 4.13　*Alicyclobacillus* 属 16S rDNA 系統樹

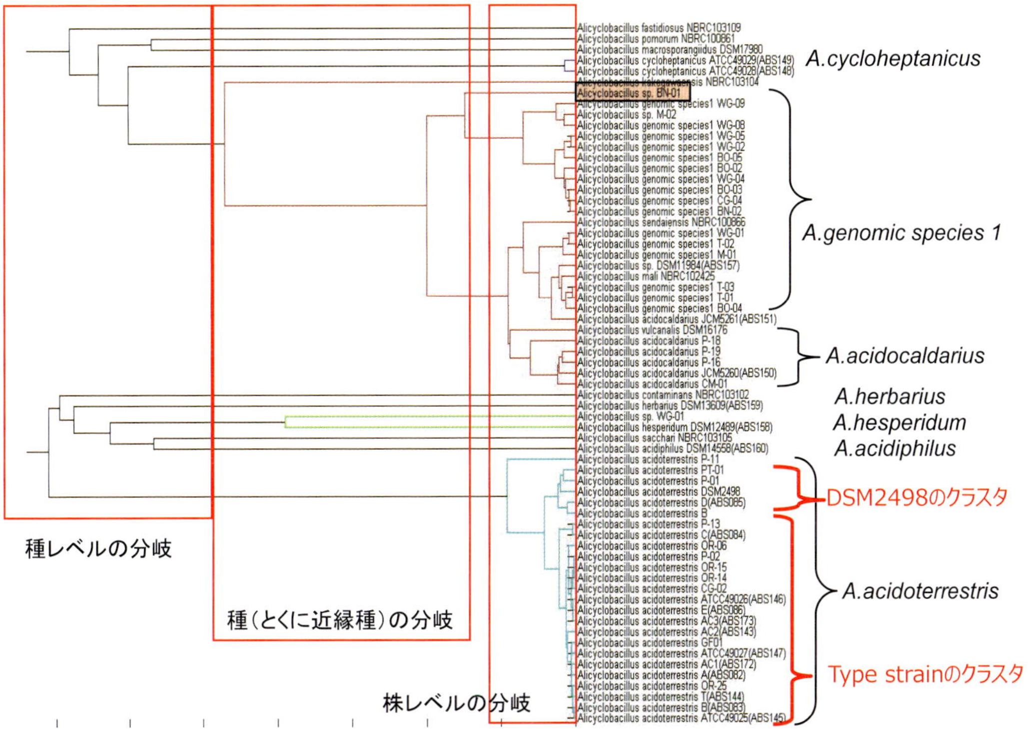

図 4.14　*Alicyclobacillus* 属 Biotyper 系統樹

いる．これらの細菌も *Alicycobacillus* 属と同様に医療分野などでは一般的な菌ではないため既存のデータベース中にはほとんど存在していないが，公定機関で入手可能な菌株や野生株をインハウスデータベースとして整備することにより，簡易に高精度な同定が可能となることがわかった．

4.2.6　データベース拡張の取り組みと事例

MALDI-TOF MSを用いた同定の性質として，スペクトルが異なってくると，同種や近縁な種であっても明確な答えが出てこない場合がある．またDNA解析の様に相同性の％として

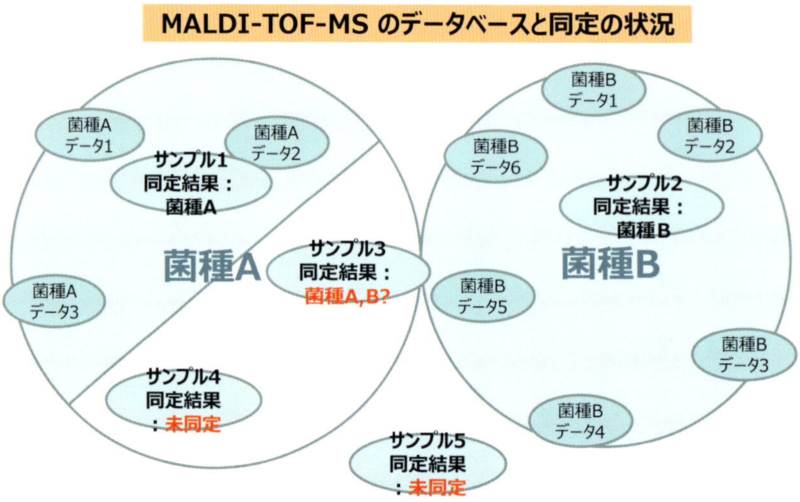

図 **4.15**　MALDI-TOF MSの課題（1）

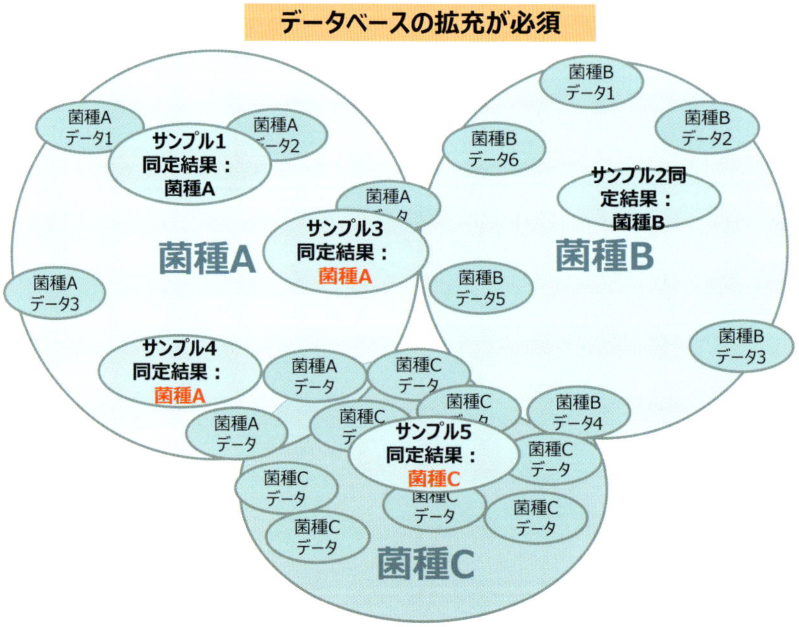

図 **4.16**　MALDI-TOF MSの課題（2）

客観的な数値が出てこないために，近縁を明確にしきれない事例が発生する場合がある（**図 4.15**）．これは種内であってもスペクトルのバリエーションが広い場合や，近縁種間でもスペクトルの差が大きい場合に起きていると考えており，DNA の塩基配列パターンもバリエーションが多いことが多い．こういった菌種は基準株のデータだけでは種内のパターンを網羅できないため，野生株の同定結果が得られないこともみられる．そのため正確に同定できるようにして行くためには，その業界に適した菌種とその菌種内バリエーションを網羅するようにデータベースへ登録していく必要があり，管理に重要な菌とその近縁種に関しては種ごとに複数菌株のデータを登録してデータベースを拡張していくことが重要と考えている（**図 4.16**）．

また類似の調査個所ごとに菌叢が異なる場合は，1 か所の野生株のみではデータベースを賄いきれず，データベースの構築の仕方によっては調査場所ごとに同定率が大きく異なる場合もある。総合的に同定率を上げていくには地道な作業が必要であるため，効率の良い，網羅的なデータベースの拡張が望まれる．

ここではデータベース拡張の取り組み事例について 1 つ紹介する．

2014 ～ 16 年 ILSI 微生物安全研究部会の取り組みで，社団法人缶詰びん詰レトルト食品協会に協力いただいたケースである．同協会保有のレトルト食品の原料や変敗品から検出された微生物の 16S rDNA の一部を解析により種を推定し，当該菌株をブルカーダルトニクス社，ビオメリュー社の機器にて共同のインハウスデータベースの構築を行った．データベースの構築に使用した菌種や菌株は，缶詰・びん詰やレトルトパウチの食品や飲料など原料や変敗品からの検出菌である．これらは一般の同種の菌株よりも耐熱性が高い，特定環境で生育しやすいなどの特徴を持っている菌が含まれているため，食品や飲料を製造している企業にとっては重要な菌のデータとなる．およそ百数十株分のデータを登録し，社内で一定の期間内に検出された

ブルカーのデータベースに自社DB，缶詰協会菌株DBでの追加の効果をある一定期間に検出された40菌株を用いて同定の可否を確認した．

	DB 拡充前				ILSI 缶詰協会-DB 拡充後			
同定可	種レベル	10株	25%	60%	種レベル	26株	65%	93%
	属レベル	14株	35%		属レベル	11株	25%	
同定不可		16株		40%	同定不可	3株		8%
	自社 DB 拡充後				ILSI 詰協会＋自社 DB 拡充後			
同定可	種レベル	15株	38%	68%	種レベル	31株	65%	100%
	属レベル	12株	30%		属レベル	9株	25%	
同定不可		13株		33%	同定不可	0株		0%

W. coagulans, *Geobacillus* 属などで同定率が向上．特に加熱殺菌食品での変敗菌などを主に集めている缶詰・びん詰，レトルト食品協会の菌株の菌株は飲料製造とも共通するところなどもあり，同定率が大きく向上．

類似度の高い菌株のデータベースの拡充は効果あり

Genebank の様により様々な分野の幅広くの菌株のデータをデータベースとして利用できるように拡充することが必要．

図 4.17　データベース拡張の結果

40菌株の同定確認をしたところ，データベース拡張前では属レベル以上の同定の成功率が60～70%程度であったのに対して，拡張後には90～100%で属レベル以上での同定が可能であった．なかでも *W. coagulans*，*Geobacillus* 属などで同定率が向上していることが確認された．特に加熱殺菌食品での変敗菌などを主に集めている缶詰・びん詰，レトルト食品協会の菌株は飲料製造とも共通するところなどもあり，同定率が大きく向上したと考えられた（**図4.17**）．

このような事例から考えると今後よりこの技術を活用していくためには Genebank の様に様々な分野の広範囲にわたる菌株のデータをデータベースとして利用できる仕組みが必要である。

4.3　食品安全検査，品質管理，製品開発での具体的な MALDI-TOF MS の使用例

MALDI-TOF MS の同定の迅速法を活かした微生物同定試験の検討を行った．

茶飲料中に複数種の菌体を接種し微生物の増殖によって混濁した茶飲料を作成した．その試料の混濁成分を遠心分離によって回収しエタノールで処理し，ギ酸とアセトニトリルによる菌体内タンパク質を抽出し同定を行った．結果は，単独の接種増殖サンプルではそれぞれの菌の同定が可能であった．混合接種した系では菌が混合された状態で，通常 DNA 同定においては同定作業が非常に困難となる．単離培養などで培養を行った後や，DGGE などの特殊な解析方法を用いることで同定には24～48時間以上を要するが，MALDI-TOF MS を用いたところ1菌種のみではあるがサンプルの処理から1時間以内には同定結果が得られた（**図4.18**）．

また同様に，製造前に菌が増殖し殺菌されたケースを想定した解析を行ってみたところ，殺菌後であっても混合接種した系では1菌種の同定結果がえられる結果であった．このようなケースの場合，すでに菌は殺菌されており単離作業が行えないため，DNA などを用いた同定作業には DGGE などの特殊な分離解析手法を用いる以外に方法はないが，MALDI-TOF MS を

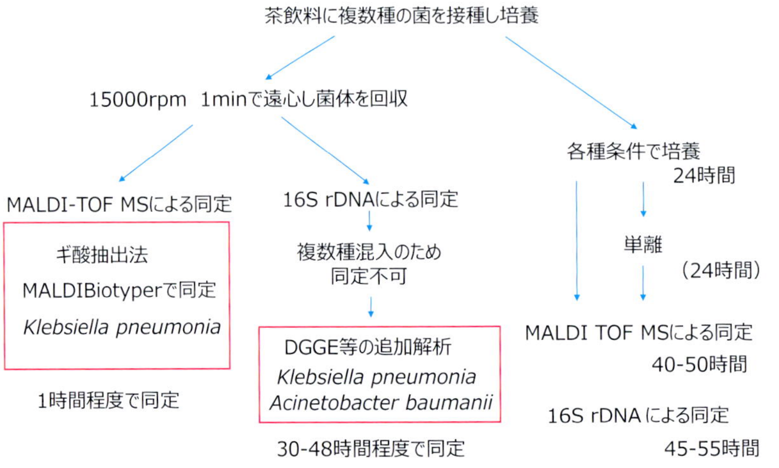

図4.18　製品液混濁の直接同定への応用

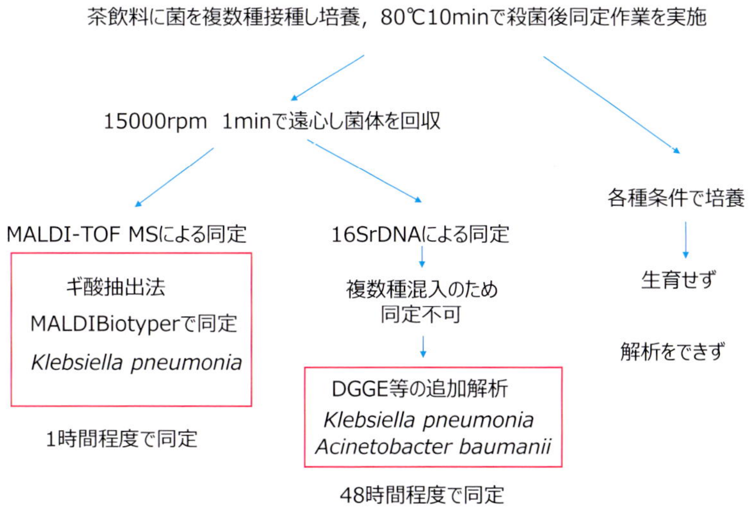

図 4.19　製品液混濁の直接同定への応用

用いた同定では 1 種のみではあるが菌種同定を実施することができた（**図 4.19**）．

現在このような同定手法の活用は検討中ではあるが，菌数が多く，飲料としての夾雑物が少ない試験系においては，微生物が増殖した飲料サンプルからの直接同定ができることが確認できている．また，より複雑な食品などのモデル系でも微生物の増殖したサンプルからの直接同定を行う方法は，各種企業の中でも取り組みが進んでおり，いくつかの前処理を経ることで同定可能であるとの報告もなされていることから，今後の発展を期待したい．

ま と め

以上の様に，MALDI-TOF MS を用いた微生物同定は非常に操作が簡単であり，迅速性が高いため，飲料の製造の管理に用いる微生物同定方法としては非常に有用な手法である．検査培地で検出された 1 コロニー程度をサンプルとして，10 分程度で同定結果を得ることができる．臨床分野の菌株や一般環境菌検出の多くの菌株などはすでに高確率で同定が可能であり，従来の DNA 配列を用いた解析と同等程度の同定精度・解像度があるため，検出された微生物の性質やリスクを確認し迅速に対応することができる．菌種によってはデータベースに登録されていない場合もあるため十分な精度が得られない可能性があるが，そのような場合でも重要度の高い危害菌や管理指標菌，頻度の多い検出菌など重要度に応じて自らデータベースを構築することにより同定可能となる．清涼飲料の製造方法や危害菌の同定精度の結果を考えると殺菌食品だけでなく食品業界内全体においてもさらなる利用の促進が期待される同定手法の一つであると考えられる．さらなる同定精度の向上には，多くの分野でデータベースを共有や共に構築することでさまざまな分野の菌株のデータを共有し活用できできるようにしていく必要があり，今後の課題と考えている．

（青山冬樹）

第5章　医薬品産業での MALDI-TOF MS の微生物同定の実際

―協和キリン株式会社での活用の紹介―

5.1　導入の経緯

協和キリン株式会社 高崎工場では，バイオ医薬品の原薬および無菌製剤の製造を実施しており，製造管理および品質管理の中で微生物管理は重要な要素となっている．また，ご存じの通り，2022年9月9日に公示された改訂 PIC/S -GMP Annex 1（「無菌医薬品の製造」に関するガイドライン）でも汚染管理戦略（CCS：contamination control strategy）の重要性が謳われている．

微生物管理を実施する上で，検出した微生物を同定して微生物の情報を得ることは，逸脱時の原因調査および製造環境汚染の未然防止に有用な方法となっている．同定については，生化学的な反応による同定のビオメリュー社の API® 微生物同定検査キットおよび VITEK® 2 COMPACT（医薬品製造分野）自動微生物同定システム，DNA 自動解析装置による同定などがあるが，弊社では2021年までは日本薬局方の参考情報に記載のある DNA 自動解析装置による「遺伝子解析による微生物の迅速同定法（以下，遺伝子解析法と略す）」のみで同定を実施していたが，以下の課題を持っていた．

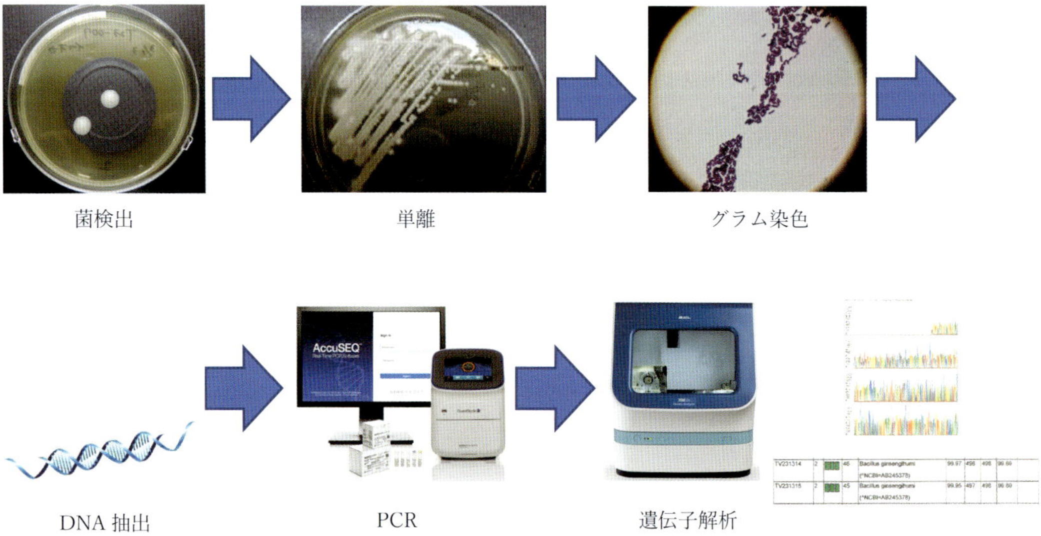

図5.1　遺伝子解析法による同定の業務フロー

① 遺伝子解析法による同定については，専門的な機器を用いることや試験の工数が多いことから，高い技術が必要なため，試験担当者を育成するのに時間と労力を要する（試験者自身の専門性と教育担当者の時間的な負担）
② 上述した通り，遺伝子解析法による同定試験の工数は**図 5.1** のように多く，労力がかかっている状況であった
③ 環境試験の検出菌の同定については，グレードの低いエリアからの検出菌は基準値超過以外では同定未実施となっており，部屋の菌叢把握ができていない状況であった

また，弊社では簡易同定方法について，複数のアプローチを持ちたいということも考えていたので，MALDI Biotyper RUO の採用を検討することとした．

5.2 導入の検討について

まず，MALDI Biotyper RUO を採用するにあたり，機器導入のメリットを以下と考えた．
① 遺伝子解析法の PCR 部分の作業と比較して，前処理*1 にかかる時間がセルスメア法であれば短時間での実施が可能である．（*1 この前処理については，コロニーの単離作業は抜いての評価となる．）
② 遺伝子解析法のシーケンサーでの解析作業と比較して，短時間で解析結果を得ることができる．
③ 1 検体あたりのランニングコストが安価である．
④ 同定のアプローチ方法が増えることにより，簡易同定精度の向上が期待できる．
⑤ 将来的に特定のスペクトルの有無による抗生物質耐性株の区別も可能である．

表 5.1 遺伝子解析法と MALDI の比較

項　目	同定方法	
	遺伝子解析法	**MALDI**
前処理	DNA 抽出→PCR 増幅→精製→色素付与（約 12 時間 /96 検体*2）	コロニー塗布→マトリックス滴下（約 1 時間 /96 検体*2）
解析時間	18 時間 /96 検体*2	5 分 /96 検体*2
コスト	数千円/検体	数十円/検体

*2 1 週間に 96 検体を処理した場合の時間を算出

表 5.1 で示した通り，作業軽減・解析時間の短縮・ランニングコスト削減が期待できることから，MALDI-TOF MS を導入することとした．

5.3　導入のバリデーション

導入のバリデーションとして，ベンダーのBurkerにより，CSV（Computer System Validation）を包括した内容で予測的バリデーション（IQ＊3/OQ＊4）を行い，その後，弊社にて稼働性能適格性評価（PQ：Performance Qualification）を実施した．（＊3　IQ：Installation Qualification；設置時適格性評価，＊4　OQ：Operational Qualification；運転時適格性評価）

予測的バリデーション（IQ/OQ）については，ベンダーのプロトコールに従って確認を行い，すべての確認項目で適当となり，予測的バリデーション（IQ/OQ）は適合となった．

稼働性能適格性評価（PQ）については，**表5.2**の7種の標準菌のBioball（ビオメリュー社製）を用いて，MALDI Biotyper RUOにて分析を行い，**表5.3**の2点を判定基準として実施した．

表5.2　使用試料

試験菌
Staphylococcus aureus
Bacillus subtilis
Pseudomonas aeruginosa
Escherichia coli
Methylobacterium extorquens
Candida albicans
Aspergillus brasiliensis

表5.3　判定基準

①	Score valueが2.00～3.00であること
②	Matched PatternのRank 1が遺伝子解析結果と一致していること

稼働性能適格性評価（PQ）を実施した結果，*Staphylococcus aureus*，*Bacillus subtilis*，*Pseudomonas aeruginosa*，*Escherichia coli*，*Candida albicans*は判定基準を満たして適合となったが，*Methylobacterium extorquens*，*Aspergillus brasiliensis*についてはセルスメア法およびエタノール・ギ酸抽出法のどちらでも判定基準を満たさず不適合となった（**表5.4**）．

表5.4　稼働性適格性評価（PQ）結果

試験菌	判　定
Staphylococcus aureus	適合
Bacillus subtilis	適合
Pseudomonas aeruginosa	適合
Escherichia coli	適合
Methylobacterium extorquens	不適合
Candida albicans	適合
Aspergillus brasiliensis	不適合

Methylobacterium extorquens，*Aspergillus brasiliensis*が不適合になった原因を調査した結果，*Methylobacterium extorquens*については，機器搭載の一般細菌ライブラリー（2019年）に当該菌株が登録されていなかったことが判明

し，*Aspergillus brasiliensis* については，糸状菌同定のためのサンプル調製を実施しなかったことが原因と判明した．

対策として，メーカーより**表 5.5** のメーカートレーニングを受講し，バリデーション実施が可能かどうか確認を行い，バリデーションプロトコールを改訂し，再度，稼働性能適格性評価（PQ）を実施し，*Methylobacterium extorquens*，*Aspergillus brasiliensis* の 2 菌株共に判定基準を満たして適合となり，すべての試験菌で適合したことから，バリデーションが完了した．

表 5.5　バリデーション不適の原因と対応

試験菌	原因	対策
Methylobacterium extorquens	機器搭載の一般細菌ライブラリー（2019年）に当該菌株が登録されていなかったこと	メーカーよりライブラリー登録についてトレーニングを受講．ライブラリー登録および同定が可能であることを確認．
Aspergillus brasiliensis	糸状菌同定のためのサンプル調製を実施しなかったこと	メーカーより糸状菌同定のためのサンプル調製についてトレーニングを受講．前処理方法を手順に追加．

5.4　導入後の活用方法の紹介

MALDI Biotyper RUO 導入後に実施したのは，クリーンルーム[*5]のグレード C およびグレード D のすべての環境試験の検出菌を対象に同定を実施し，常在菌を把握することを試みた．まず，課題として，グレード A およびグレード B とは異なり，グレード C およびグレード D の部屋からは一定程度の菌を検出することに加え，弊社高崎工場では製造および原薬の製造棟が 8 棟あることから，かなり多くの同定を実施する必要があった．そのため，MALDI Biotyper RUO での同定では通常検出菌を単離培養してセルスメア法，ギ酸オンプレート法，エタノール・ギ酸抽出法で同定を実施するが，環境試験後の培地から検出したコロニーを直接ターゲットプレートに塗布することで，簡便に多くの菌を処理する方法を選択した．ただし，単離培養しないことにより，同定精度が落ちることを想定し，以下の判定基準で検出菌の同定を実施することとした．

（*5　医薬品の製造におけるクリーンルームのグレードは，A,B,C,D があり，作業時の微粒子数については，グレード A は ISO Class 5, グレード B は ISO Class 7, グレード C は ISO Class 8 の管理レベルとなっている．詳しくは「最終滅菌法による無菌医薬品の製造に関する指針（厚労省）」の 6.1 項の清浄度レベルによる作業所の分類及び 8.3 項の環境モニタリング判定基準例を参照．やさしく解説したものとしては「医薬品製造の基礎知識（クリーンルームとは）」https://industrymedicine.com　がある．）

＜判定基準＞

Score Valueが1.70以上（黄または緑表示）の結果について，属まで採用する．判定基準を満たさなかった場合は同定不可とする．second-best matchのScore Valueが1.69以下（赤表示）となった場合は試験責任者と協議の上対応する（**表5.6**を参照）．

この方法で同定を実施することで，製造棟のグレードCおよびグレードDのクリーンルームの常在菌を把握することができた．2022年度の実績で約4,000検体の同定を行い，約2,500検体の菌名が確定した（同定成功率：約62%）．

表5.6　判定基準

Score Value		判　定
First-best match（Rank 1 Match pattern）	Second-best match (Rank 2 Match pattern)	
2.0～3.0	2.0～3.0	属まで採用
2.0～3.0	1.70～1.99	属まで採用
2.0～3.0	0～1.69	試験責任者と協議
1.70～1.99	1.70～1.99	属まで採用
1.70～1.99	0～1.69	同定不可
0～1.69	0～1.69	同定不可

5.5　導入後のメリット

弊社では遺伝子解析法による同定については，理系の大学・大学院卒で微生物に携わったことのある担当者を中心に同定業務を担っていたが，今回MALDI Biotyper RUOを導入したことで，専門的な教育を受けたことが無い担当者にMALDI Biotyper RUOによる同定業務を担ってもらうことにした．

まず，MALDI Biotyper RUOの同定操作が簡便であることから，担当者への教育時間が大幅に削減され，専門教育を受けたことが無い担当者も作業を容易に習得でき，短時間で試験技術を習得することに成功した．

また，MALDI Biotyper RUOの検体処理能力が遺伝子解析法による同定よりも大幅に向上したことから，前項で述べた通り，グレードCおよびグレードDの常在菌の把握に踏み切ることができ，有用なデータ取得に繋がった．

加えて，2022年には約4,000検体の同定を実施したが，測定コストについても約1/100 [*6] に押さえることができた．

（*6　仮に遺伝子解析法の同定を3,000円/検体，MALDI Biotyper RUOの同定を30円/検体とすると，遺伝子解析法の同定は1,200万円，MALDI Biotyper RUOの同定は12万円となる．）

5.6 活用する中での課題

今回，MALDI Biotyper RUO により常在菌を同定する中で，一般ライブラリーでヒットしない菌が存在した．そのため，一般ライブラリーでヒットしない常在菌について，自社ライブラリーに追加することで，同定精度を向上させる必要があることを再確認した．

また，現在の弊社での同定方法では精度が約 60％と低い状況であり，単離培養の導入など改善が必要な状況であるが，単離培養を行うことで菌を検出してから同定結果を得るまでに時間がかかってしまうことがデメリットである．そのため，培地上のコロニーが単一の場合においては，遺伝子解析法の同定の方がコロニーからのダイレクト PCR（単離培養をせずに直接 PCR）が可能であることから，早急に正確な結果を得るには現時点では MALDI Biotyper RUO よりも有用性が高い状況である（**表 5.7**）．

表 5.7 MALDI Biotyper RUO を活用する中でのメリットとデメリット

メリット	デメリット
・試験時間の削減 ・技術習得が容易 ・教育時間の削減 ・低コスト	・一般ライブラリーでヒットしない常在菌が存在 ・単離培養日数の管理が難しい ・単一コロニーの場合は遺伝子解析法の同定よりも結果を得るまで時間を要する

5.7 現在の取り組み

現在，自社ライブラリーの構築のため，より登録が容易にできるようにソフトウェア MBT Compass HT へのバージョンアップを行い，バリデーションで動作確認を実施中である．また，自社ライブラリーの構築と適切な単離培養を実施することで，同定精度の向上が可能ではあるが，日常的に多くの検体を効率的に試験を実施するためには，単離培養日数などの調整を行うなど適切な運用を構築していき，今後は MALDI Biotyper RUO の適応範囲を広げることも予定としている．

■参考文献

1) PIC/S -GMP Annex 1
2) 第十八改正日本薬局方 参考情報 遺伝子解析による微生物の迅速同定法〈G4-7-160〉

（藤井優揮）

第 6 章　クレーム食品への迅速対応

―直接 MALDI-TOF MS 法による菌種同定の検討―

6.1　腐敗食品からの直接 MALDI-TOF MS 法による商品事故対応への迅速アプローチ

食品事業者において，お客様からのご指摘で食品の腐敗が発見された場合には，嘔吐，腹痛，下痢といった健康危害を引き起こし得る菌が増殖しているのか，他の食品でも発生している可能性があるのかを，迅速に判断し拡大防止等の対応をする必要がある．そのために，食品中で増殖した菌の同定は迅速であることが望ましい．

通常，まず培養法により菌を分離したのち，その形態や生化学的性状を観察することや遺伝子解析，MALDI-TOF MS を用いて菌種同定が行われる．我々はより迅速に結果を得るため，培養法による分離培養を行わずに，微生物汚染が原因で腐敗・変敗した食品を，MALDI-TOF MS にて直接解析することによって菌種同定を行う方法（以下，直接 MALDI-TOF MS 法）について検証した．直接 MALDI-TOF MS 法については，臨床検体における血液培養検体[1,2]やネコの尿[3,4]，食品分野では *Listeria monocytogenes* などの食中毒菌を選択増菌した培養液からの同定方法[5]が報告されているが，腐敗・変敗した食品については報告されていなかった．

腐敗・変敗した食品から原因となる微生物を分離培養するのには，1 ～ 7 日間程度の培養時間を要する．今回紹介する直接 MALDI-TOF MS 法では，腐敗・変敗した食品が微生物検査室に到着後，数時間で原因微生物を同定できる．

また，腐敗・変敗を引き起こした微生物を分離培養するためには，培養条件（各種培地，培養温度帯，好気・嫌気等）を検討する必要があった．しかし，直接 MALDI-TOF MS 法による菌種同定であれば，微生物の培養条件を考慮する必要がなく，菌分離に必要な知識や技術によらず同定が行えるため，これまで菌の分離培養が難しく原因究明が困難であった商品事故にもアプローチできる手法として期待できる．

この培養条件に左右されず大幅な時間短縮が可能な本手法は，迅速な情報提供とその後の商品対応に大きく寄与することができ，今後の腐敗・変敗した食品における微生物同定のスタンダードになっていくと考える．

直接 MALDI-TOF MS 法では，従来の分離培養された微生物コロニーを対象とした同定と異なり食品そのものを供試するため, 食品残渣や油分の除去が試験結果の精度に大きくかかわる．本章内の 3 つのパートではそれぞれ，ろ過，遠心分離，誘電泳動といった技術によって前処理を行うことにより，食品残渣を除去する方法の検討事例を紹介する．

■参考文献

1) Loonen AJM, *et al*. An evaluation of three processing methods and the effect of reduced culture times for faster direct identification of pathogens from BacT/ALERT blood cultures by MALDI-TOF MS. *European journal of clinical microbiology & infectious diseases*, 2012 Jul; 31: 1575-1583.
2) Moussaoui W, *et al*. Matrix-assisted laser desorption ionization time-of-flight mass spectrometry identifies 90% of bacteria directly from blood culture vials. *Clinical microbiology and infection,* 2010 Nov; 16: 1631-1638.
3) Maeda H, *et al*. Use of the MALDI BioTyper system and rapid BACpro with MALDI-TOF MS for rapid identification of microorganisms causing bacterial urinary tract infection in feline urine samples. *Journal of Veterinary Medical Science*, 2018 Oct; 80: 1490-1494.
4) Tsuchida S, *et al*. Application of the biocopolymer preparation system, rapid BACpro® II kit, for mass-spectrometry-based bacterial identification from positive blood culture bottles by the MALDI Biotyper system. *Journal of microbiological methods*, 2018 Sep; 152: 86-91.
5) Jadhav S, *et al*. Detection of Listeria monocytogenes from selective enrichment broth using MALDI-TOF Mass Spectrometry. *Journal of proteomics*, 2014 Jan; 97: 100-106.

（西岡則幸）

6.2　ろ過を用いた食品残渣除去による直接 MALDI-TOF MS 法の検討とチルド食品における有効性

6.2.1　目　　的

食品製造において，万が一食中毒や食品腐敗などの品質事故が起こった際には，顧客に対する迅速な危害情報の提供とともに再発防止策を講じる必要がある．このとき，危害を引き起こした微生物の種類を把握（＝同定）することで，原料変更の必要があるのか，製造工程中のゾーニングを見直す必要があるのか，二次汚染の防止を徹底する必要があるのかなど，原因菌種の特性に合わせた効果的な対策を講じることができる．また，2015 年 9 月に国連総会で採択された持続可能な開発目標（SDGs）のひとつに“持続可能な生産消費形態を確保する”ことが掲げられており，2030 年までに小売・消費レベルにおける世界全体の一人当たりの食料の廃棄を半減させることが求められている[1]．現在，食事スタイルの多様化に伴い様々な温度帯の製品（保温品，常温品，チルド品など）が流通・販売されているが，フードロス削減の方法のひとつとしてこれらの賞味期限の延長が望まれている．この場合，食品腐敗を引き起こす可能性のある微生物を把握し，その菌種の特性に合わせた効果的な増殖抑制の対策を講じることで，賞味期限の延長等，品位向上に向けた製品開発に役立つ．ゆえに，食の安全の担保および品位向上を実現するために，微生物の種類をいかに早く，正確に同定できるかが非常に重要である．

近年，MALDI-TOF MS を用いることで食品から分離される微生物の多くを迅速に同定できるようになった[2]．しかし，通常は対象食品の菌数を測定し，そこで用いた寒天プレートから複数のコロニーを釣菌，純化したのちに MALDI-TOF MS での同定を行うため（以下，分離・培養法），食品中の菌種同定は培養などを含めて少なくとも2日程度の時間を要する．また，食品衛生検査指針[3]で定められている一般生菌数検査（以下，公定法）の培養温度は35℃であるため，例えば10℃以下で流通・販売されるチルド品で増殖する菌の中には，35℃では培養温度が高すぎて生育しにくい，もしくは生育しない菌が存在する場合がある[4,5]．このため，製品の保管温度帯によっては，公定法では製品中の優占菌種ではない菌が増殖してくる可能性がある．つまり，MALDI-TOF MS を用いて食品中で増殖している菌を同定する際には，食品から菌を単離する必要があるが，適切な培養条件で単離できなければ正確な優占菌種の同定はできない．したがって，培養条件の選択圧を受けずに優占菌種を同定するためには，菌を単離することなく，食品から直接同定することが望ましい（**図 6.2.1**）．

そこで，加工食品やその原料を対象とし，食品の菌数を測定する工程で使用した食品希釈液，またはネトの懸濁液を用いて，食品から菌を単離することなく直接菌種を同定する効果的な前処理方法について検証した．また，培養温度などの生育条件を考慮しなくても腐敗食品中の優占菌種（＝腐敗原因菌種）の同定が可能か，チルド食品を用いてその有効性について検証した．

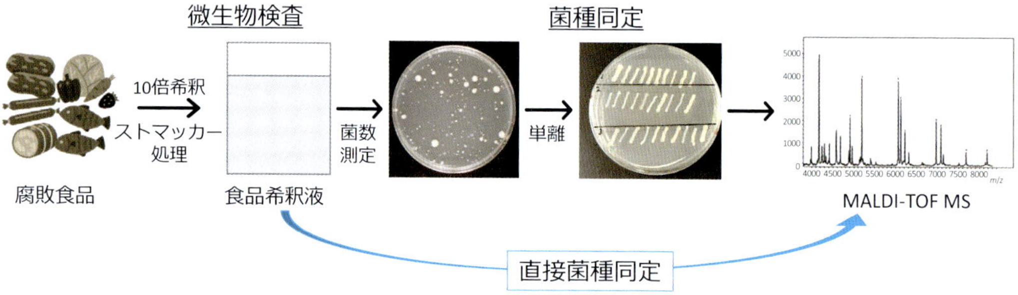

図 6.2.1　MALDI-TOF MS を用いた直接菌種同定手順のイメージ

6.2.2　方　　法

ここでは，直接 MALDI-TOF MS 法を行うための最終的な前処理方法および同定方法を記載する（**図 6.2.2**）．

1）　食品中の菌数測定，食品希釈液の作製

フィルター付きストマッカー用袋に対象食品を量り取り，9倍量に相当する Phosphate-buffered saline（以下，PBS, pH 6.8 〜 7.4）を加えてストマッカー処理を行い，これを食品希釈液とした．食品希釈液 1 mL を PBS 9 mL に加えて段階希釈し，各希釈液 1 mL をプレートに接種して標準寒天培地にて混釈した．25℃培養の場合は72時間，35℃培養の場合は48時間培養して，菌数を算出した．

2）　脱脂綿および 5 μm フィルターによる食品残渣の除去

大きい食品残渣の除去と油の吸収を目的に，あらかじめ PBS で湿らせた脱脂綿を漏斗にセッ

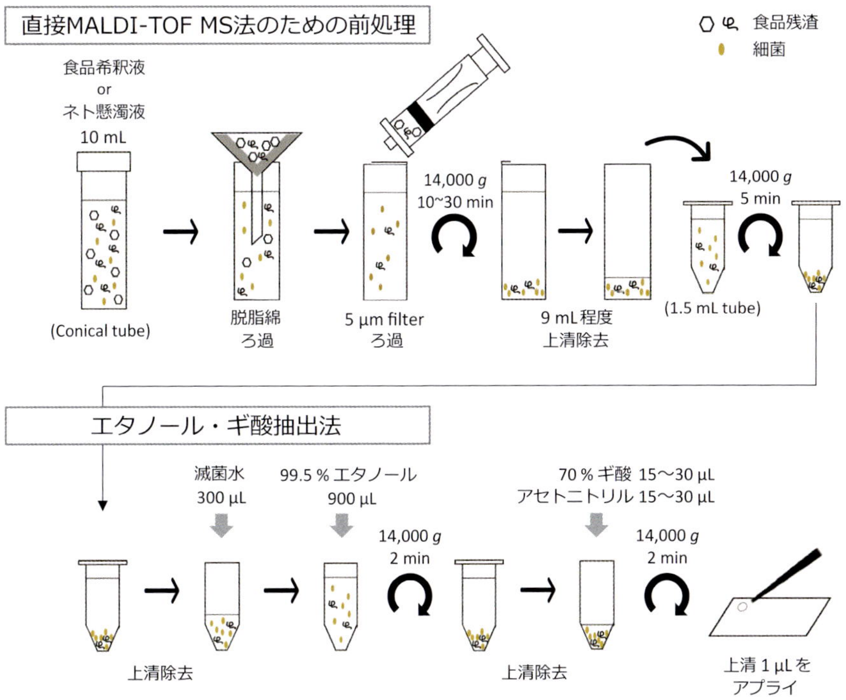

図 6.2.2 直接 MALDI-TOF MS 法の手順

トし，食品希釈液やネト懸濁液をろ過した．小さい食品残渣の除去を目的に，ろ液をさらに 5 µm フィルター（CA シリンジフィルター 25 mm：Membrane solutions）でろ過した．上記のろ過は食品希釈液やネト懸濁液の食品残渣が少ない場合は省略が可能である．食品残渣を除去した食品希釈液 10 mL を 15 mL コニカルチューブに入れ，14,000 *g* で 10 ～ 30 min 遠心分離し，上清を 9 mL 程度除去した．残液とペレットを懸濁して 1.5 mL のチューブに移し，14,000 *g* で 5 min 遠心分離後に上清を除去した．

3） エタノール・ギ酸抽出（以下，抽出法）

ペレットに滅菌水 300 µL を添加して懸濁し，99.5%エタノールを 900 µL 加えてボルテックスした．14,000 *g* で 2 min 遠心分離して上清を除去し，ペレット量に合わせて 15 ～ 30 µL の 70%（v/v）ギ酸を加えてボルテックスした．さらに等量のアセトニトリルを加えてよく撹拌した．次に，14,000 *g* で 2 min 遠心分離し，ギ酸・アセトニトリル抽出液の上清 1 µL を MALDI-TOF MS のターゲットプレート（MSP 96 target polished steel BC; Bruker Daltonics）にアプライした．上記は Bruker Daltonics 社のプロトコール [6] の一部を改変して行った．

4） MALDI-TOF MS での菌種同定

α-Cyano-4-hydroxycinnamic acid（HCCA；Bruker Daltonics）1 µL をマトリックスとして添加し，Autoflex speed（Bruker Daltonics）を用いて菌種を同定した．測定は flexControl 3.4 ソフト

ウェア，解析は MBT Compass 4.1 ソフトウェアにて行った．このとき，データベースは MBT Compass Library（Version 3.4.140.4）を使用した．同定結果は Score が 2.00 以上を種レベル，1.70 以上 2.00 未満を属レベルの同定とし，1.70 未満および波形が取得できなかったものを同定不可とした．

6.2.3　結　　果

1）　前処理方法の検討

油分やでんぷんを含んだ食品残渣の多いコーンクリーム（加熱済み 85℃達温，一般生菌数 10^2 CFU/g 以下）をモデル食品として選定した．*Staphylococcus aureus* をコーンクリームに接種し，10^5 ～ 10^8 CFU/g の腐敗食品希釈液を作製して前処理なしに直接同定を実施した（**図 6.2.3**）．その結果，すべての接種濃度において同定できなかった．対照区として，食品残渣のない PBS に同様に菌を接種して直接同定したところ，10^7 CFU/g 以上の菌が存在するときに種レベルで同定できた．よって，食品希釈液から直接同定が困難な理由として，コーンクリームの食品残渣が菌体タンパク質のイオン化を阻害している可能性を考えた．

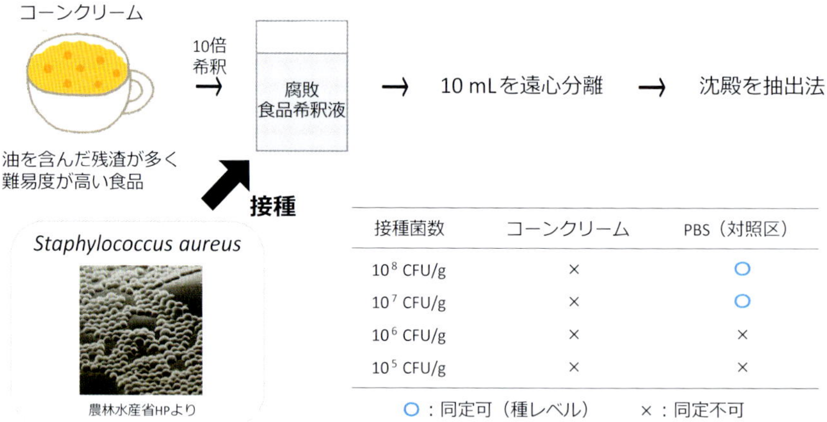

接種菌数	コーンクリーム	PBS（対照区）
10^8 CFU/g	×	○
10^7 CFU/g	×	○
10^6 CFU/g	×	×
10^5 CFU/g	×	×

図 6.2.3　コーンクリームを用いた前処理方法の検証

そこで，菌体タンパク質のイオン化を阻害する食品残渣の除去方法を検討したところ，ろ過工程を加えることが直接同定する上で効果的であった（**図 6.2.4**）．具体的には，脱脂綿ろ過で大きい食品残渣の除去と油の吸収，5 μm フィルターろ過でさらに細かな食品残渣を除去する 2 ステップの工程である．コーンクリーム食品希釈液の粒子径分布を粒度分布計（LA-960; HORIBA）で測定すると，粒径のメジアン径はろ過するごとに小さくなった．各メジアン径は未処理の食品希釈液（ストマッカー処理後）では 33.6 μm，脱脂綿ろ過後は 7.3 μm，5 μm フィルターろ過後は 2.8 μm であり，ろ過することで食品残渣が除去されていることを確認した．このとき，コーンクリーム食品希釈液に 10^3 CFU/g および 10^8 CFU/g の *S. aureus* を接種し，ろ過することによる菌数の変化を確認したが，ろ過による菌数への影響はほとんどなかった．

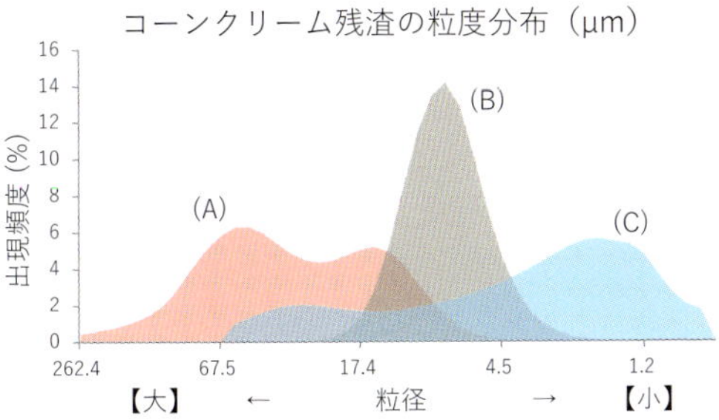

ろ過前後の菌数（CFU/g）

接種菌量	(A) 食品希釈液	(B) 脱脂綿ろ過後	(C) 5 µm filter ろ過後
10^3 CFU/g	2.1×10^3	1.5×10^3	6.2×10^3
10^8 CFU/g	2.3×10^8	2.0×10^8	2.4×10^8

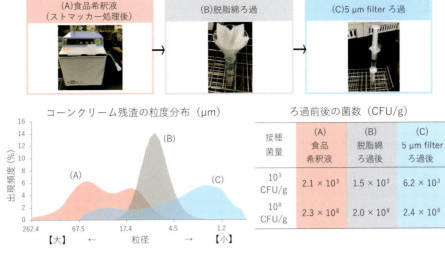

図 6.2.4　各ろ過工程におけるコーンクリーム残渣の粒度と菌数への影響

ろ過による前処理方法の効果を検証するため，コーンクリーム食品希釈液に対して，*S. aureus* または *Escherichia coli* を 10^5 ～ 10^8 CFU/g 接種し，以下試験区における同定感度を検証した（**図 6.2.5**）．

・PBS 試験区：対照区

・前処理なし試験区：食品希釈液を前処理なしで同定した試験区

・遠心分離試験区：低速遠心分離（1,000 *g* で 1 min）後の上清を同定した試験区

・脱脂綿＋ 5 µm フィルター試験区：方法 2）の手順で前処理した試験区

接種菌	接種濃度 (CFU/g)	平均同定スコア（n=2～3）			
		PBS	前処理なし	遠心分離	脱脂綿＋ 5 µm filter
S.aureus	10^8	2.35	同定不可	2.37	2.47
	10^7	2.19	同定不可	同定不可	2.28
	10^6	同定不可	同定不可	同定不可	2.08
	10^5	—	—	—	同定不可
E.coli	10^8	2.30	1.92	2.32	2.35
	10^7	2.43	同定不可	2.00	2.46
	10^6	同定不可	同定不可	同定不可	1.94
	10^5	—	—	—	同定不可

—: 実施なし

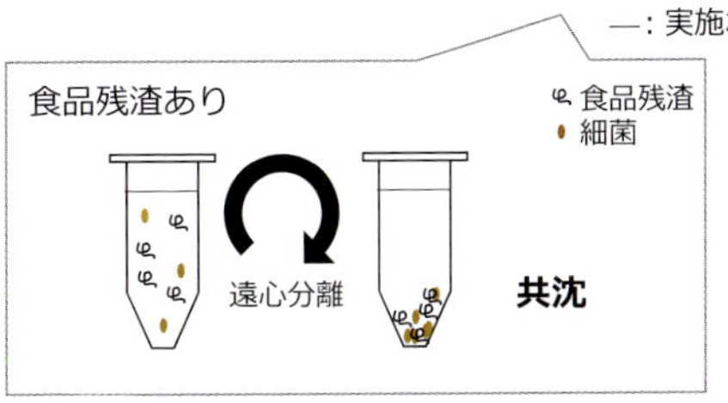

イメージ図

図 6.2.5　前処理方法の違いによる同定感度の検証

その結果，脱脂綿ろ過と 5 μm フィルターろ過の前処理をしたときに同定感度が最も高かった．この結果から，ろ過による前処理を行い，食品残渣を除去することで食品希釈液からの直接 MALDI-TOF MS 法が可能であることを示唆した．このとき，コーンクリームの食品希釈液中に 10^6 CFU/g の菌が存在する場合に直接同定が可能であり，対照区である PBS 試験区より高い同定感度を示した．これは，5 μm フィルターろ過で除去しきれなかった食品残渣が遠心分離で菌と共沈し，ペレットとして目視できたため上清除去の際に菌体のロスが少なかったと推察した．

食品残渣が菌種同定に及ぼす影響を調べるために，コーンクリーム食品希釈液に対して *S. aureus* を 10^5～10^8 CFU/g 接種したときのマススペクトルを比較した（**図 6.2.6**）．コーンクリーム由来と思われるピークは菌数が 10^5～10^7 CFU/g の時，*S. aureus* 由来と思われるピークは菌数が 10^6～10^8 CFU/g の時に多く検出されていた．従来の分離・培養法では MALDI-TOF MS に供する前に菌の純化を行うが，コーンクリーム由来のピークと菌由来のピークが同時に検出されていても食品希釈液中に 10^6 CFU/g 以上の *S. aureus* が存在すれば種レベルで同定が可能であった．すなわち，コーンクリーム食品中では 10^7 CFU/g（食品希釈液は食品を 10 倍希釈しているため）以上の菌量が存在することで，菌種を同定できることを示唆した．

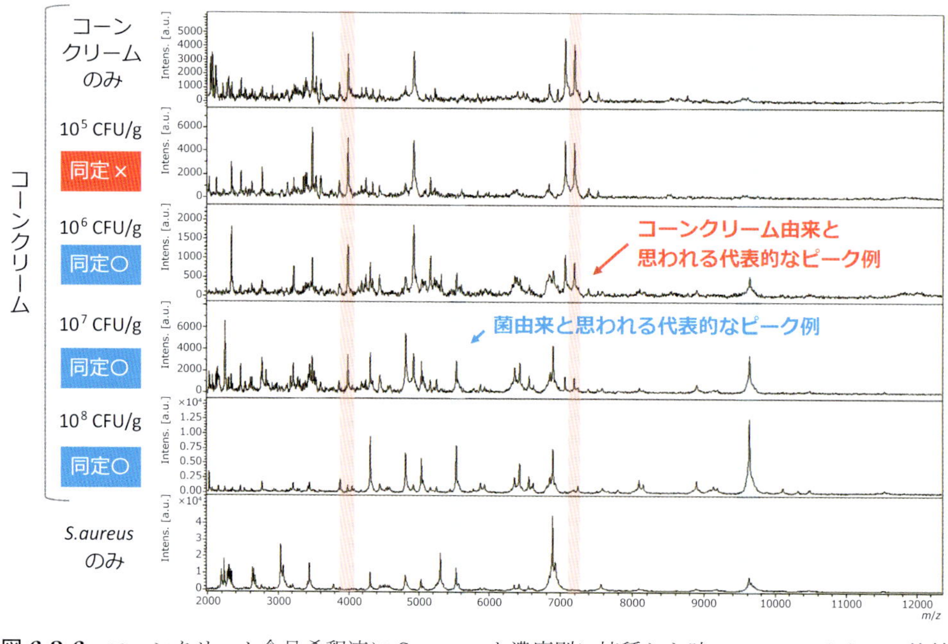

図 6.2.6　コーンクリーム食品希釈液に *S. aureus* を濃度別に接種した時のマススペクトルの比較

2）チルド食品への有効性

モデルとして作製したコーンクリームの腐敗食品希釈液を用いた検証により，直接同定するための前処理方法として，脱脂綿ろ過と 5 μm フィルターろ過での食品残渣の除去が効果的であることを見出した．そこで，以降は実際に腐敗させたチルド食品を用いて直接同定した実例を紹介する．

(1)　ちくわのネト発生原因菌種の同定

10℃で 8 日間以上保管後ネトを発生させたちくわに対して，25℃と 36℃培養それぞれで菌数測定を行った結果，25℃培養で菌数が 1 オーダー高い現象を観察した．そこで，従来の分離・培養法および直接 MALDI-TOF MS 法を行い，それぞれネト発生原因菌種の同定を試みた（**図 6.2.7**）．分離・培養法は，25℃と 36℃培養の菌数測定プレートから 5 株ずつ菌種同定を行った．種レベルで同定できた菌について，25℃培養では 3 株が *Psychrobacter immobilis*，1 株が *Sporosarcina aquimarina* であり，36℃培養では 4 株が *S. aquimarina*，1 株が *Weissella viridescens* であった．この結果より，25℃と 36℃培養では検出される菌種が異なり，25℃培養の優占菌種である *P. immobilis* がネト発生原因菌種である可能性を示唆した．直接 MALDI-TOF MS 法は，9 mL 程度の PBS を入れた 50 mL コニカルチューブ中でちくわを振りまぜてネトを PBS 中に懸濁させた（＝ネト懸濁液）．懸濁液にはちくわ残渣があったため，5 μm のフィルターでろ過したのちに集菌し同定した．その結果，種レベルで *P. immobilis* と同定され，25 ℃で分離・培養した同定結果と一致した．

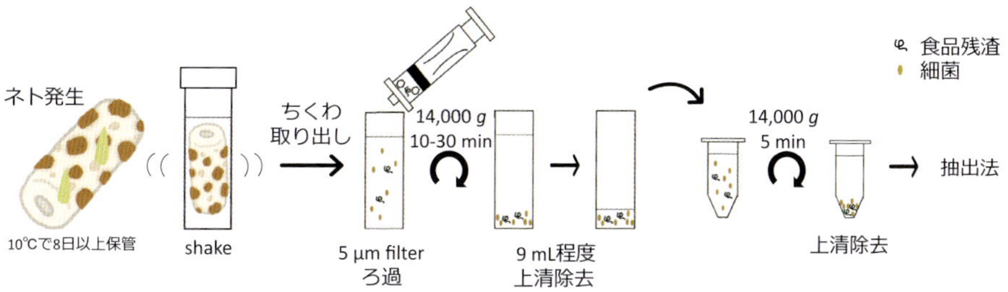

同定結果　＊分離・培養法では 5 株ずつ同定

分離・培養法（25℃培養）	分離・培養法（36℃培養）	直接MALDI-TOF MS法
Psychrobacter immobilis (3/5)	*Sporosarcina aquimarina* (4/5)	*Psychrobacter immobilis*
Sporosarcina aquimarina (1/5)	*Wissella viridescens* (1/5)	
Psychrobacter 属 (1/5)		

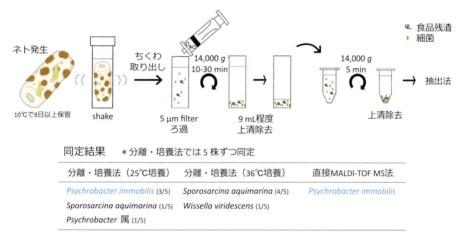

図 6.2.7　直接 MALDI-TOF MS 法を用いたちくわのネト発生原因菌種の同定

P. immobilis の至適生育温度は 20 〜 25℃と報告されていること [7]，*P. immobilis* は 36℃培養では検出されていないことから，今回検出された *P. immobilis* は 36℃では生育しない可能性を考えた．そこで，この *P. immobilis* の株を 25℃と 35℃で 4 日間培養したところ，25℃では旺盛に生育したが，35℃では全く生育しなかった（**図 6.2.8**）．この結果から，ちくわの優占菌種は 35℃培養に適しておらず，直接 MALDI-TOF

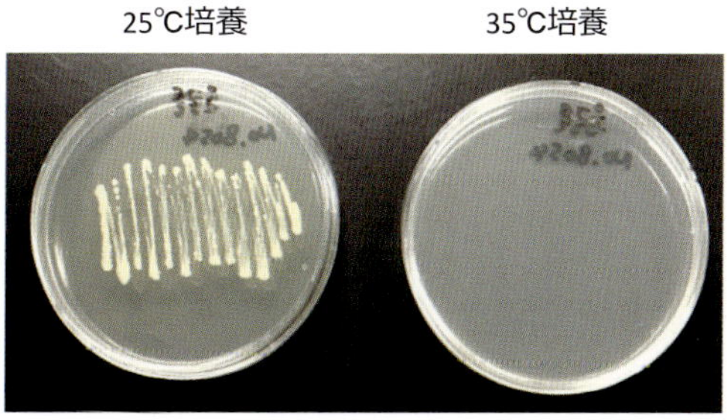

図 6.2.8　*P. immobilis* の 25℃と 35℃における生育

MS 法で示された同定結果はネト発生原因菌種を反映していることを示唆した．

(2)　豚肉の腐敗原因菌種の同定

4℃以下で 1 カ月以上保管して腐敗させた豚肉を使用し，直接 MALDI-TOF MS 法を用いて豚肉の腐敗原因菌種の同定を試みた（**図 6.2.9**）．豚肉 25 g を 9 倍量の PBS に希釈，ストマッカー処理して食品希釈液を作製した．油を含んだ食品残渣を確認したため，脱脂綿および 5 μm フィルターでろ過して同定したところ，*Pseudomonas fragi* であった．一方，作製した食品希釈液を標準寒天培地にて 25℃と 35℃培養で菌数測定を行ったところ，菌数は 25℃培養で 10^8 CFU/g，35℃培養で 10^6 CFU/g となり，25℃培養の方が 35℃培養に比べて 100 倍菌数が多かった．そのため，25℃培養した菌数測定プレートから 10 株を分離・培養して菌種を同定したところ，7 株が *P. fragi* であり，優占菌種の可能性を示した．25℃培養で単離した 10 株を 25℃と 35℃で再度培養したところ，35℃培養ではほとんど生育しなかった．10℃以下で腐敗させたちくわや豚肉のように，公定法で定められた一般生菌数検査の培養温度（35℃）では生育しにくい低温生育性の菌が存在する．直接 MALDI-TOF MS 法は培養温度などの生育条件に同定結果が左右されないため，特にチルド食品などの低温で流通する食品の優占菌種の同定に有効であることを示唆した．

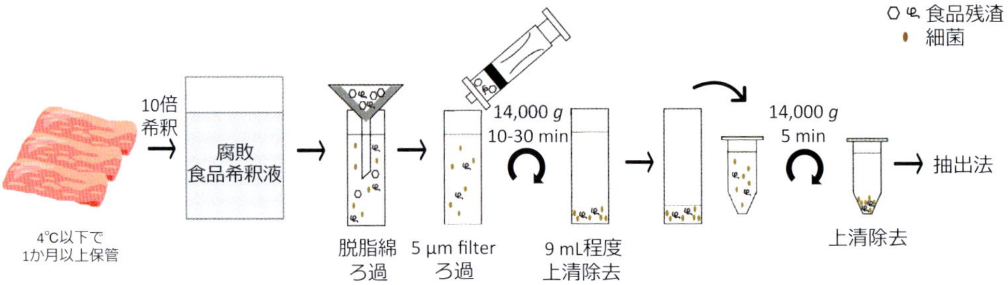

同定結果　＊分離・培養法では 10 株を同定

分離・培養法（25℃培養）	分離・培養法（35℃培養）	直接MALDI-TOF MS法
2.0×10^8 CFU/g	1.4×10^6 CFU/g	—
Pseudomonas fragi (7/10) *Pseudomonas* 属(1/10) *Acinetobacter harbinensis* (2/10)	—	*Pseudomonas fragi*

↓ 10 株を再培養

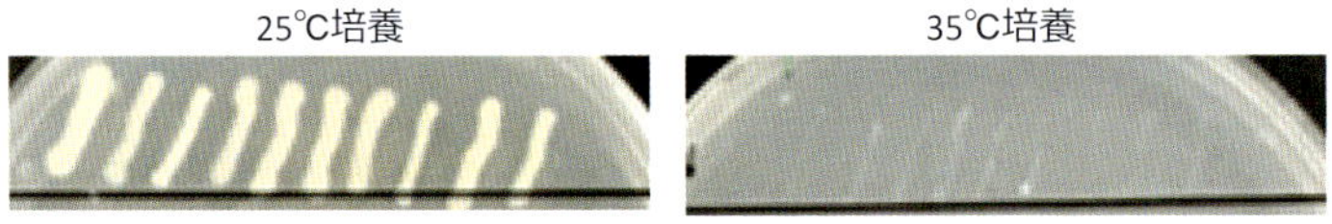

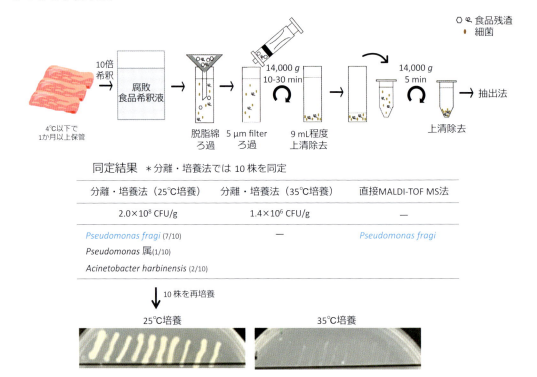

図 6.2.9　直接 MALDI-TOF MS 法を用いた豚肉の腐敗原因菌種の同定

(3)　その他の腐敗食品での同定

ちくわと豚肉に加え，腐敗させたその他の食品についても直接 MALDI-TOF MS 法を用いて同定した（**表 6.2.1**）．人参は 10^5 CFU/g と他の食品に比べて低い菌数であったが種レベルで同定可能であり，食品や菌の種類によって検出感度が異なることを確認した．また，食品残渣や油分の量に応じて脱脂綿ろ過を省略しても同定可能だった．一方，直接 MALDI-TOF MS 法で同定するためには十分な菌体タンパク質のイオン化が必要であるため，残渣を除去しにくい食品や低菌数のときは同定が難しい場合があった．

表 6.2.1　各種食品希釈液における直接 MALDI-TOF MS 法のための前処理方法の効果

サンプル	対象	脱脂綿ろ過	5 µm filter ろ過	菌数（CFU/g）	種レベル同定結果
ちくわ	ネト	—	○	—	*Psychrobacter immobilis*
蒸しチキン	食品希釈液	—	○	4.0×10^7	*Pseudomonas fragi*
人参	食品希釈液	—	○	1.2×10^5	*Pseudomonas synxantha/rhodesiae*
豚肉	食品希釈液	○	○	2.0×10^8	*Pseudomonas fragi*

○：前処理を実施

6.2.4　考察ならびに今後の展望

直接 MALDI-TOF MS 法を実施するための前処理方法として，油分を含む食品残渣を除去するために脱脂綿や 5 µm フィルターでのろ過が有効であることがわかった．本前処理を実施することで，食品の菌数測定の過程で生じる食品希釈液を用いて，菌数測定と同時進行かつ培養することなく食品中の優占菌種を同定することができる．培養する温度や培地に左右されないため，公定法の培養温度である 35℃で生育しない菌が存在する可能性のあるチルド食品において直接 MALDI-TOF MS 法は非常に有効である（**図 6.2.10**）．

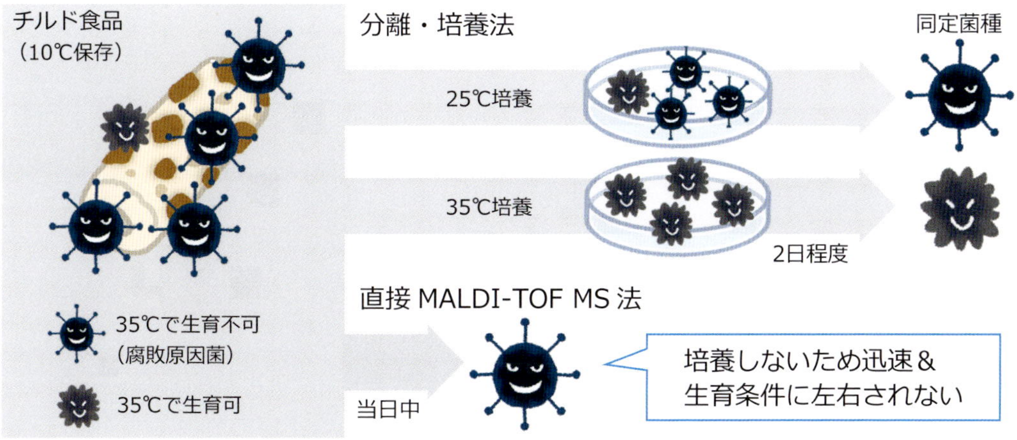

図 6.2.10　チルド食品における直接 MALDI-TOF MS 法の有効性

今後の展望として，直接 MALDI-TOF MS 法は優占菌種の同定に優れているため，腐敗食品中の腐敗原因菌だけでなく，例えば発酵食品中の優占菌種の同定にも活用できると考えられる．

発酵食品における品質管理の一環としての活用など，直接 MALDI-TOF MS 法が食品の安全担保や品位向上のために広く活用されることを期待する．

【原著論文】

福本沙弥 , 下平潤 , 庵原啓司 . 腐敗食品希釈液からの MALDI-TOF MS を用いた直接菌種同定のための前処理方法の検討 . 日本防菌防黴学会誌 . 2022; 50(12): 507-514.

■参考文献

1) 農林水産省．“SDGs の目標とターゲット”
https://www.maff.go.jp/j/shokusan/sdgs/sdgs_target.html#a1, cited 21 March, 2024.
2) 大楠清文．質量分析技術を利用した細菌の新しい同定法．モダンメディア．2012; 58(4): 113-122.
3) 浅尾努，小久保彌太郎．食品衛生検査指針微生物編 2015．150-162, 日本食品衛生協会，2015.
4) Higoshi H, Hamada S, Doi M. Studies on the Growth Temperature of Psychrotrophic Bacteria: Growth at Various Incubation Temperatures Psychrotrophic Pseudomonas Originated from Raw Milk and Raw Meat. *Jap. J. vet. Sci*. 1975; 37: 165-177.
5) Fukada T, Furushita M, Shida T. Viable Counts of Bacteria Determined on Food Fishes by the Standard-Agar-Plate Method Incubated at 35℃ and Nutrient-Agar-Plate Method Incubated at 20℃ . *Journal of National Fisheries University*. 2012; 60(4): 183-188.
6) Bruker Daltonics. MALDI バイオタイパーコンパス　トレーニングテキスト Version 4.1.6. 3-4, 2019.
7) Juni E, Heym GA. Psychrobacter immobilis gen. nov., sp. nov.: genospecies composed of gram-negative, aerobic, oxidase-positive coccobacilli. *Int. J. Syst. Bacteriol*. 1986; 36(3): 388-391.

（福本沙弥，下平潤，庵原啓司）

6.3　遠心分離を用いた直接 MALDI-TOF MS 法の検討

6.3.1　目　　的

お客様からのご指摘で製品の腐敗が発見された場合，また出荷判定に関わる微生物トラブルが発生した場合には，迅速な同定が求められる．しかし，一般的な同定法では微生物を培養により分離する必要があるため，食品腐敗原因菌の特定には最低でも 1 日は要するといった課題がある．したがって腐敗食品から直接微生物同定ができれば迅速な対応が可能になる．

塩基配列解析による微生物同定においては，遠心分離で食品成分の除去と集菌を行う手法で，菌を単離することなく腐敗食品から直接微生物の遺伝子を抽出し，同定を試みる場合がある．この手法は，特殊な装置を必要とせず，簡便であるという利点がある．

MALDI-TOF MS による微生物同定においても，遠心分離を用いて食品残渣の除去を行うことで腐敗食品から直接微生物同定することが可能か検討した．

6.3.2　方　　法

1）　遠心分離による直接 MALDI-TOF MS 法

ここでは遠心分離を用いた食品残渣の除去と集菌洗浄により，腐敗食品からの直接 MALDI-TOF MS 法の検討を行い，最終的な前処理方法および同定方法を記載した（**図 6.3.1**）.

（1）　食品希釈液の作製

フィルター付きストマッカーに腐敗食品を量り取り，滅菌リン酸生理食塩水で 10 倍希釈した後，1 分間ストマッキングしたものを食品希釈液とした.

（2）　低速遠心分離による食品残渣の除去

食品残渣の除去を目的に，食品希釈液をフィルター越しから 50 mL チューブに 30 ～ 40 mL 入れ，これを 193 × g・5 分で遠心分離を行った．本条件は，前培養液から菌の塩基配列を解析する際の食品残渣除去条件を基に [1] 設定した．また，193×g･5 分の遠心後，上清部のどの層に菌が存在するか不明なため，①液面から 1 cm 下の液（上層），②沈査から 1 cm 上の液（下層），③上清全量の 3 カ所から 1 mL 採取し，1.5 mL チューブに移し替えた．③については一度上清部のみ抜き取り，別のチューブに移し替え撹拌したものから 1 mL 採取した.

（3）　高速遠心分離による集菌洗浄

集菌と洗浄を目的に，採取した液を 17,100×g･5 分の高速での遠心分離を行った．遠心後，上清に油層がある場合はまず綿棒で除去を行い，その後水層を廃棄し沈渣に超純水を 1 mL 加

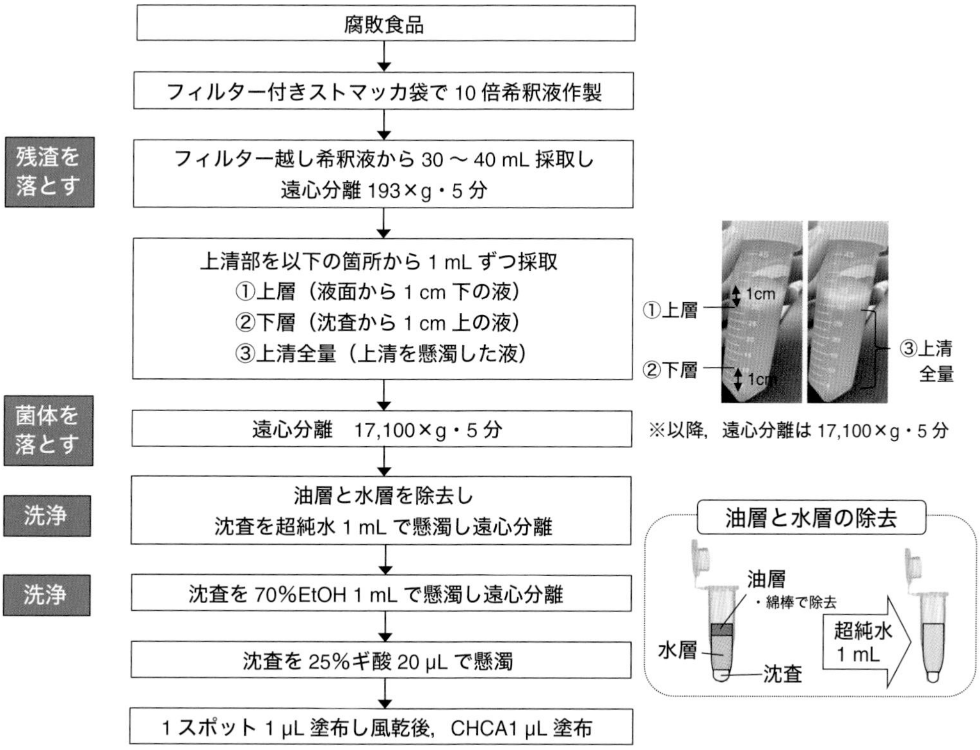

図 6.3.1　遠心分離を用いた直接 MALDI-TOF MS 法　試験フロー

えてよく懸濁した．再度高速での遠心後，上清を廃棄した．

(4)　エタノール・ギ酸法による抽出

沈査に 70％エタノールを 1 mL 加えてよく懸濁した後，高速での遠心分離を行い，上清を廃棄した．沈査に 25％ギ酸を 20 µL 加え，懸濁液を作製した．

(5) MALDI-TOF MS による菌種同定

1 試料あたり 処理液を VITEK® MS-DS ターゲットスライド（bioMérieux S.A.）の 4 スポットに滴下して分析した．スペクトルデータの測定は VITEK® MS PRIME（ビオメリュー・ジャパン株式会社製）を用い，VITEK® MS PRIME V3.2 Knowledge Base のデータベースと照合した．分析結果は VITEK-MS™ RUO-SARAMIS の判定基準に参考にして，4 スポットのうち 1 つでも同定の信頼レベル 90.0％以上が得られれば良好と評価した．

2)　菌接種食品における検証

腐敗食品を想定して，市販製品が 10^7，10^8 CFU/g になるように菌を接種し本試験法での同定可否を確認した．

市販製品は，ごまドレッシング，ポテトサラダおよびミートソースを使用した．接種した菌種は VITEK® MS PRIME に登録されているデータベースのうち，様々な形態や性質を持つ菌を検討するため，*Escherichia coli*（NBRC3972），*Bacillus subtilis*（IFO3134），*Leuconostoc mesenteroides*（ATCC8293），*Clostridium pasteurianum* および *Candida parapsilosis* の 5 菌種を使用した．*Clostridium pasteurianum* と *Candida parapsilosis* については，食品から分離された菌株を使用した．

3)　膨張再現食品における検証

食品中で増殖した菌においても本試験法が有効性のあるものか否かを確認するため，膨張事故を再現した食品で菌種同定を行った．

膨張再現食品として，密封包装されている市販のポテトサラダとごぼうサラダに *Leuconostoc mesenteroides* が 10^2 CFU/g になるように菌を接種し，膨張が目視でわかる日数まで 35℃で保管した．これを本試験法で菌種同定を行い，同定可否を確認した．

6.3.3　結　　果

1)　菌接種食品における検証

本試験法では 10^7 CFU/g の食品においては同定できないケースが多く見受けられたが，10^8 CFU/g 以上であれば上清部のいずれかの採取箇所で同定することができた．しかし，ミートソースに *B.subtilis* を接種した試料では同定できなかった（**表 6.3.1**）．

食品別に比較すると，ドレッシングは菌種や採取箇所によらず同定することができたが，ポ

表 6.3.1　菌接種食品の同定可否　まとめ表

食品	菌数	上清部採取箇所	*E.coli*	*B.subtilis*	*Leu.mesenteroides*	*C.pasteurianum*	*C.parapsilosis*
ドレッシング	10^8 CFU/g	①上層	1/4	4/4	4/4	2/4	4/4
		②下層	1/4	4/4	2/4	3/4	4/4
		③上清全量	1/4	3/4	3/4	2/4	4/4
	10^7 CFU/g	①上層	未実施	0/4	0/4	0/4	0/4
		②下層	未実施	0/4	0/4	0/4	0/4
		③上清全量	未実施	0/4	0/4	0/4	0/4
ポテトサラダ	10^8 CFU/g	①上層	4/4	0/4	4/4	0/4	2/4
		②下層	2/4	1/4	4/4	0/4	4/4
		③上清全量	4/4	1/4	4/4	1/4	1/4
	10^7 CFU/g	①上層	未実施	1/4	0/4	0/4	0/4
		②下層	未実施	0/4	0/4	0/4	0/4
		③上清全量	未実施	0/4	2/4	0/4	0/4
ミートソース	10^8 CFU/g	①上層	2/4	0/4	2/4	3/4	2/4
		②下層	1/4	0/4	0/4	2/4	0/4
		③上清全量	4/4	0/4	0/4	3/4	0/4
	10^7 CFU/g	①上層	0/4	0/4	0/4	0/4	0/4
		②下層	0/4	0/4	0/4	0/4	0/4
		③上清全量	0/4	0/4	0/4	1/4	0/4

信頼レベルが90%以上得られたスポット数／滴下したスポット数
■：未実施または 0/4　▒：1/4，2/4　□：3/4，4/4

テトサラダやミートソースにおいては，採取箇所により同定の可否にばらつきがあった．例えばポテトサラダの場合 *C.pasteurianum* は上清全量のみ同定可能だったが，他の菌種の場合には他の採取箇所においても同定可能だった．またミートソースの場合，上層のみでしか同定できなかった菌種もあり，食品と菌種の組み合わせによって同定結果が良好な採取箇所が異なった（表 6.3.1）．

別途，遠心後の上清部の採取箇所別の菌数を確認した（**表 6.3.2**）．すべての箇所から同等の菌数が得られ，水層に均一に菌が分散していた．よって本試験法で，一概に適切な採取箇所があるとは言えない結果になったのは，食品によって食品残渣が多く含まれる箇所が異なるためだと考えられる．

2）膨張再現食品における検証

ポテトサラダは 1.9×10^9 CFU/g，ごぼうサラダは 4.7×10^7 CFU/g の膨張再現食品が作製された．これらの検体から本試験法で同定を行ったところ，いずれの採取箇所でも 4 スポット中 1 つ以上で同定することができ，有効性を確認することができた．またごぼうサラダにおい

表 6.3.2　上清部の採取箇所別　菌数（CFU/g）

	上清部採取箇所	*E.coli*	*B.subtilis*	*Leu.mesenteroides*
ドレッシング	①上層	4.0×10^{8}	5.4×10^{8}	4.3×10^{8}
	②下層	8.1×10^{8}	5.0×10^{8}	3.7×10^{8}
	③上清全量	5.4×10^{8}	6.0×10^{8}	2.9×10^{8}
ポテトサラダ	①上層	4.1×10^{8}	4.7×10^{8}	3.6×10^{8}
	②下層	4.0×10^{8}	5.2×10^{8}	4.4×10^{8}
	③上清全量	4.4×10^{8}	4.8×10^{8}	4.3×10^{8}
ミートソース	①上層	2.8×10^{8}	2.1×10^{8}	3.4×10^{8}
	②下層	3.4×10^{8}	3.5×10^{8}	5.1×10^{8}
	③上清全量	5.1×10^{8}	4.2×10^{8}	3.2×10^{8}

ては，菌接種食品では同定が困難であった 10^7 CFU/g でも安定的に同定することができた（**表 6.3.3**）.

表 6.3.3　膨張再現食品の同定可否

食品	上清部採取箇所	同定可否	菌数 (CFU/g)
ポテトサラダ	①上層	4/4	1.9×10^{9}
	②下層	4/4	
	③上清全量	4/4	
ごぼうサラダ	①上層	2/4	4.7×10^{7}
	②下層	2/4	
	③上清全量	3/4	

信頼レベルが90%以上得られたスポット数／滴下したスポット数
■：未実施または 0/4　▒：1/4，2/4　□：3/4，4/4

6.3.4　考察および今後の展望

菌接種食品の結果より，本試験法では菌数が 10^8 CFU/g 以上あればおおむね同定することができた．ミートソースに *B.subtilis* を接種した場合のみ同定できなかった要因としては，菌種や食品，それらの組み合わせに起因していると推察される．*B.subtilis* については，代謝物として増粘多糖類を生成する．その粘性物質により菌体が食品残渣に付着し分離が難しくなったことで同定に影響した可能性が考えられる．菌接種食品のポテトサラダにおいても，他の菌を接種した場合と比べ *B.subtilis* の場合は，同定可能なスポット数が少なく同定の難しさが見受けられた（表 6.3.1）.

また，ポテトサラダやミートソースの固形成分が多い試料においては上清部の採取箇所により同定可否にばらつきがみられた．別の試験でも，固形成分が少ない液卵やおかゆを試料として使用した場合には，上清部の採取箇所によらず安定的に同定が可能であり，より低菌数の 10^7 CFU/g でも同定可能だった[2]．そのため，食品残渣の除去が不十分であったことが同定結果に影響したと考えている．腐敗食品から同定する際は，食品の性質により残渣が水層中のどの部分に多く含まれるかがわからないため，上清の採取を複数個所にすると同定できる可能性が高いと考えている．今後はより安定的な同定とより低菌数（10^7 CFU/g）の腐敗食品でも同定できる試験法にするため，食品残渣の除去を追及していきたい．

本試験法では食品残渣の除去を $193\times g$・5 分という弱い条件で行ったが，この遠心条件を強めることでより多くの食品残渣を取り除ける可能性がある．別途，ポテトサラダに乳酸球菌を接種した食品で遠心条件を検討したが，3,354×g･5 分まで遠心条件を強めても上清中に残る菌数は 1 桁以内の差であった．

膨張再現食品では，実際の腐敗食品においても本試験法が有効であることが示唆された．また，菌接種食品では同定ができなかった 10^7 CFU/g の食品においても同定ができた．菌接種食品よりも検出感度が上がった要因として，ポテトサラダよりもごぼうサラダの方が食品残渣が大きく，水に溶け込む食品残渣量が少ないことなどが影響したと推察される．また菌の状態についても菌接種時よりも食品中で増えた菌の方がスペクトルデータを測定するのに好ましい状態だった可能性もある．実際の膨張食品においては，10^8 CFU/g 以下の食品でも同定できる可能性があるため，今後他の食品においても検討していきたい．

以上から，10^8 CFU/g 以上の高菌数となった腐敗食品については，この遠心分離を用いた直接 MALDI-TOF MS 法にて菌種同定ができる可能性がある．遠心分離による食品残渣除去は，特殊な装置は必要とせず, 簡便に実施できる方法であるため多くの場面での活用が期待できる．

■**参考文献**

1)　https://catalog.takara-bio.co.jp/com/tech_info_detail.php?mode=2&masterid=M100004998&unitid=U100006457 2024.03. 29

2) 高碕依子　他.「MALDI-MS による食品腐敗原因菌の直接同定法の検討」，日本食品微生物学会学術総会講演要旨集．2022; 43: 17.

（高碕依子）

6.4　マイクロ流路型誘電泳動分離装置と MALDI-TOF MS を組み合わせた迅速菌種同定法の検討

6.4.1　目　　的

食品製造業において異味，異臭，膨張，変色などの腐敗・変敗といった食品トラブルを発生させることは，多大な経済的損失を生む．自社製品で微生物汚染による食品トラブルが発生した場合には速やかに原因菌を突き止め，その菌の情報から混入原因の究明や製造環境の改善を行うことが非常に重要である．

腐敗･変敗の原因菌特定においてターゲットとなるのは, 当該食品中に最も多く存在する「優占菌種」である．一般的に，食品中の菌数が 1,000 万 /g 以上に達すると腐敗・変敗し始めるとされている．腐敗・変敗した食品中では，環境に適合した菌のみが優位に増殖して他の菌の増殖を抑制することが知られており，菌叢は 1 菌種に絞られることが多い．必然的に優占菌種が腐敗・変敗の原因である可能性が高くなる．特に加熱などの殺菌工程がある加工品では，混入および生残する菌種が限定されるため，その傾向は顕著である．よって，優先菌種を同定することが原因究明のファーストアプローチとして有効である．

原因究明のための微生物検査は，これまでは食品中から菌を分離培養する培養法にて行われてきた．しかし，培養には日数を要し，迅速対応を要する際の律速となっていた．我々は，腐敗・変敗した食品から原因菌を「培養をせず」に検出および同定できる「迅速」な検査法を模索し，MALDI-TOF MS とマイクロ流路型誘電泳動分離装置「ELESTA PixeeMo」の 2 つの迅速検査機器に着目した．

MALDI-TOF MS による菌種同定は，培地上で生育したコロニー（菌体）を対象として行うのが基本である．もしも食品中に散在する微生物を対象に菌種同定を行うことができれば，培養時間を短縮することができる．しかし，食品中に含まれるタンパク質や脂質などの食品マトリックスが阻害因子となるため，そのまま分析したのでは菌種は同定できない．食品マトリックスを除去する方法として，ろ過や遠心分離といった物理的な方法も検討したが，微生物と類似した大きさや質量の食品マトリックスを完全に除去することは難しかった．そこで，食品マトリックスと微生物を分離する方法として，非培養の微生物検出法として開発された ELESTA PixeeMo を利用することを考えた．

ここで聞き馴染みのない「誘電泳動（Dielectrophoresis：DEP）」について少し解説したいと思う．誘電泳動とは，不均一な電場中では電荷を持たない中性粒子も電場の影響を受けて移動する現象を指す[1-3]．電荷の有無に関わらず粒子に作用するため，電荷が極めて小さい細菌，酵母，がん細胞，肝細胞といった生体粒子の操作および分離において，多くの研究に利用されている[4]．この誘電泳動にマイクロ流体制御技術を応用することで連続的な粒子の分離を可能にしたのが ELESTA PixeeMo である．本研究では，この装置を食品から微生物のみを生きた状態で回収するためのツールとして活用した．

我々は，腐敗・変敗した食品中から原因となっている可能性が高い優占菌種を培養することなく同定する直接 MALDI-TOF MS 法（以下, DEP-MALDI 法）を開発した．DEP-MALDI 法では，試料液を遠心分離にて前処理した後，ELESTA PixeeMo にて菌を回収し，MALDI-TOF MS にて同定を行う．この方法について，菌数の高い腐敗食品を想定したスパイク試料および自然汚染試料を用い，その評価を行った．その結果，DEP-MALDI 法は腐敗・変敗した食品の原因究明のための迅速かつ有用なツールとなり得ることが示唆された．

6.4.2　方　　法

1）DEP-MALDI 法

DEP-MALDI 法は，「試料液調製」，「遠心分離による前処理」，「ELESTA PixeeMo による分離回収」，「MALDI-TOF MS による菌種同定」の 4 つの手順に分かれる（**図 6.4.1**）．

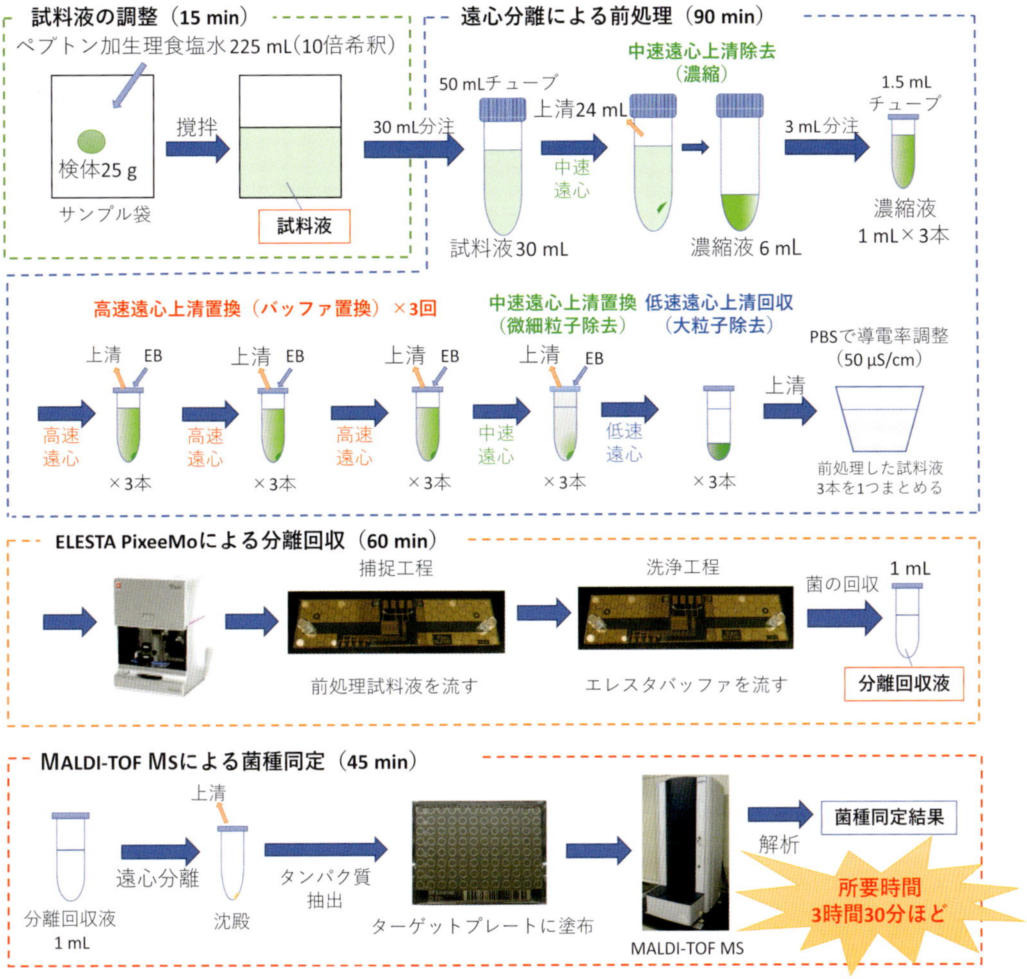

図 6.4.1　DEP-MALDI 法の検査フロー

(1)　試料液の調製

検体をペプトン加生理食塩水にて 10 倍に希釈した後，1 分間のストマッキング（試料の粉砕・均質化）したものを試料液とした．

(2)　遠心分離よる前処理

試料液 30 mL を 1,800×*g* で 20 分間遠心分離し，上清 24 mL を除去した後，撹拌した（濃縮）．3 本の 1.5 mL チューブに 1 mL ずつ分注して，8,000×*g* で 5 分間遠心分離して上清 900 µL を除去した後，900 µL のエレスタバッファ（ELFSTA® PxeeMo で使用される専用の緩衝液）を加えて撹拌した．この操作を 3 回行った（バッファ置換）．1,700 × *g* で 5 分間遠心分離し，800 µL の上清を除去して，800 µL のエレスタバッファを加えて撹拌した（微細粒子除去）．300×g で 1 分間遠心分離し，チューブ 3 本の上清 900 µL を 1 つのサンプルカップに移した（大粒子除去）．導電率計にて導電率を測定し，リン酸緩衝液（PBS）を用いて導電率を 50 µs/cm に調整した（導電率調整).

(3)　ELESTA PixeeMo による分離回収

前処理後の試料液をシリンジに移し，ELESTA PixeeMo に接続した．マイクロ流体デバイスに試料液を流し，マイクロ流路内の電極に微生物を捕捉した（捕捉工程）．次にエレスタバッファを流し，マイクロ流路デバイス内に残る試料液を置換した（洗浄工程）．これらの工程の周波数，電圧，流速，時間を**表 6.4.1** に示した．最後に電極に捕捉された微生物を 1 mL シリンジを用いて回収し，エレスタバッファで最終量が 1 mL になるように調製した．

表 6.4.1　ELESTA PixeeMo の設定条件

工　程	捕捉工程	洗浄工程
周波数	9,000 kHz	9,000 kHz
電圧	20 V	20 V
流速	0.050 μL/min	0.050 μL/min（逆送）
時間	20 min	10 min

(4)　MALDI-TOF MS による菌種同定

回収した微生物からのタンパク質抽出は，エタノール・ギ酸抽出法をベースとした方法で行った．回収液を 12,000×*g* で 2 分間遠心分離して上清を完全に除去し，得られた沈殿に 300 μL の超純水を加えて懸濁し，そこに更に 900 μL の 99.5％エタノールを加えた．この菌液を 12,000×*g* で 2 分間遠心分離して上清を完全に除去し，10 分間の風乾を行った．乾燥した沈殿に 70％ギ酸を 5 μL とアセトニトリル 5 μL を加えた．12,000×*g* で 2 分間遠心分離したのち，上清 1 mL を MALDI Biotyper smart（Bruker Japan, DEU）を用いて，菌種同定を行った．

2)　スパイク試料による検証

カット野菜を基材として，大腸菌（*Escherichia coli*），表皮ブドウ球菌（*Staphylococcus epidermidis*），酵母（*Candida glabrata*）が約 10^7 CFU/g となるようにそれぞれ接種したスパイク試料を用意した．この各菌種のスパイク試料から DEP-MALDI 法にて微生物を回収して菌種同定を行い，接種した微生物と同じ菌種が同定されることを確認した．また，スパイク試料と分離回収液の一部を標準寒天培地に接種して，35℃で 2 日間培養して菌数を測定した．

3)　自然汚染試料による検証

プルーン，たくあん，キムチ，カットトマト（紙パック），釜揚げ桜えび，味付生肉，焼き豚，シュレッドチーズの 8 食品を長期保存して意図的に菌数を増やした自然汚染試料および過発酵食品試料を用意した．これらの検体から DEP-MALDI 法にて微生物の分離および菌種同定を行った．DEP-MALDI 法の比較対象として，一般生菌数（標準寒天培地･35℃･2 日間），乳酸菌数（MRS 培地･30℃･3 日間･嫌気培養），酵母数（ポテトデキストロース寒天培地･25℃･5 日間）の培養法を実施した．

これらの検査法で検出したコロニーのうち最も検出菌数が高い菌種を優占菌種とした.

6.4.3 結　果

1) スパイク試料による検証結果

カット野菜に大腸菌（*E. coli*），表皮ブドウ球菌（*S. epidermidis*），酵母（*C. glabrata*）をそれぞれ接種したスパイク試料を対象にDEP-MALDI法によって菌種同定を実施した．また，スパイク試料とELESTA PixeeMoによる分離回収液については培養法にて菌数を測定した（**表6.4.2**）．

表6.4.2　スパイク試料を用いた検証結果

検査対象	接種菌株		
	大腸菌 *E. coli*	表皮ブドウ球菌 *S. epidermidis*	酵母 *C. glabrata*
スパイク試料	6.7×10^6 CFU/g	1.7×10^7 CFU/g	1.4×10^7 CFU/g
分離回収液	1.8×10^6 CFU/mL	1.4×10^6 CFU/mL	2.4×10^6 CFU/mL
回収菌数	**1.8×10^6個**	**1.4×10^6個**	**2.4×10^6個**
菌種同定結果	*E. coli* (SV 2.31)	*S. epidermidis* (SV 1.92)	*C. glabrata* (SV 2.00)

スパイク試料の菌数は6.5×10^6 ～ 1.7×10^7 CFU /g，分離回収液は1.8 ～ 2.4×10^6 CFU/mLであった．分離回収液は1 mLの溶液として回収していることから，菌数が約10^7 CFU/gの検体からELESTA PixeeMoによって約10^6個の微生物を回収できたことになる．

なお，これら回収した微生物についてはMALDI-TOF MSで菌種同定を実施し，いずれもスパイクした菌種と同じ菌種が同定された．

2) 自然汚染試料による検証結果

長期間保存して意図的に常在菌の菌数を増やした8食品を対象に，DEP-MALDI法での同定結果と培養法で検出した優占菌種の結果を**表6.4.3**に示した．また，各試料の培養法で測定した菌数オーダーも試料状態の参考として記載した．

まず，培養法では，いずれの検体からも10^6 ～ 10^8 CFU/g台の菌数が検出された．検出したコロニーをMALDI-TOF MSにて菌種同定したところ，酵母や乳酸菌，グラム陰性菌が同定された．8試料中7試料は菌叢が1菌種のみで構成されており，明確な優占菌種が存在していた．一方で，味付生肉1検体については，明確な優占菌種は存在せず，*Latilactobacillus*や*Carnobacterium*などの複数種の乳酸菌が高い菌数で混在する菌叢であった．

DEP-MALDI法では，8試料中7試料で菌種を同定することができ，いずれも培養法の優占菌種と一致した．一方，同定できなかった1試料は味付生肉で，DEP-MALDI法でマススペク

表 6.4.3　自然汚染試料を用いた DEP-MALDI 法と培養法の比較

試　料	DEP-MALDI法		培養法		参考データ
	同定結果	SV	優占菌種 同定結果	SV	試料菌数
ドライプルーン	*Torulaspora delbrueckii*	2.10	*Torulaspora delbrueckii*	1.93	10^6/g
たくあん	*Kazachstania servazzii*	2.15	*Kazachstania servazzii*	1.95	10^8/g
キムチ	*Companilactobacillus kimchiensis*	1.84	*Companilactobacillus kimchiensis*	2.16	10^8/g
カットトマト（紙パック）	*Lactobacillus parabuchneri*	2.16	*Lactobacillus parabuchneri*	2.01	10^7/g
ボイル桜えび	*Psychrobacter alimentarius*	2.17	*Psychrobacter alimentarius*	1.84	10^8/g
味付生肉	同定不能	1.41	*Latilactobacillus fuchuensis*, *Carnobacterium divergens* など	―	10^8/g
焼豚	*Leuconostoc carnosum*	1.89	*Leuconostoc carnosum*	2.01	10^8/g
チーズ	*Latilactobacillus curvatus*	1.79	*Latilactobacillus curvatus*	2.26	10^7/g

トルは得られたもののスコアバリューが低く，菌種は「同定不能」という結果となった．

6.4.4　考察と今後の展望

本研究では，食品の安全性を確保するための新しいアプローチとして，マイクロ流路型誘電泳動分離装置 ELESTA PixeeMo を用いた食品から微生物を回収するステップと，MALDI-TOF MS を用いた菌種を同定するステップを組み合わせた DEP-MALDI 法を開発し，腐敗・変敗した食品中の優占菌種を迅速かつ非培養で同定できる方法であることを確認した．

まず，MALDI-TOF MS による菌種同定ができるほどの菌量を ELESTA PixeeMo で回収することができるかを確認した．スパイク試料による検証を行い，約 10^7 CFU/g の菌数を含む試料から約 10^6 個の菌量を回収できることがわかった． MALDI-TOF MS による菌種同定に必要な菌量は約 10^5 個とされており，スパイク試料の検証試験から，回収できた菌量の 1/10 量を質量分析に供試できれば菌種の同定が可能であると考えた．そこで，DEP-MALDI 法のタンパク質抽出は，エタノール・ギ酸抽出法をアレンジした方法にて行うこととした．回収した微生物からタンパク質を抽出する際に使用するギ酸とアセトニトリルの量を定法の 1/4 量に減らすことで，最終的なタンパク質抽出液量を 10 μL とすることができる．その結果，MALDI-TOF MS の質量分析に供試できるタンパク質抽出液 1 μL 中に 10^5 個の菌量が含まれていることとなり，分析に十分なタンパク質量を確保できると考えた．回収した試料液を分析した結果，いずれの検体からもスパイクした微生物と同種の微生物が同定された．このことから，食品中に約 10^7 CFU/g の微生物が存在していれば，DEP-MALDI 法にて菌種同定が可能であることが確認できた．

次に，DEP-MALDI 法が適用できる食品の範囲を調べるため，自然汚染試料および過発酵食品試料を用いて検証を行った．酵母や乳酸菌，グラム陰性菌などに汚染された菌数レベルの高い8食品種を対象にDEP-MALDI法で菌種を同定したところ，8試料中7試料で同定結果が得られた．また，その同定結果は，いずれも培養法で検出した優占菌種と同定結果が一致した．このことから，DEP-MALDI法は多くの食品種および菌種に適用できることが示唆された．

一方，味付生肉の1試料のみ同定結果を得ることができなかった．同定できた7試料は，いずれも1つの優占菌種によって菌叢が形成されていた．しかし，味付生肉は複数種の乳酸菌が混在する複雑な菌叢であった．このことから，本方法では明確な優占菌種が存在しない試料では同定が難しいことが示唆された．

DEP-MALDI法で得られた同定結果を培養法の結果と比較したところ，キムチや焼豚，チーズでのスコアバリューが比較的低い値であった．これは食品マトリックスの除去が不十分であった可能性が考えられた．ELESTA PixeeMoでは，微粒子の固有の比誘電率の違いを利用して，電場の強度，周波数，流速を調整して微生物を捕捉する．しかし，微生物と類似の比誘電率を持つ微粒子が存在した場合には，その微粒子も捕捉して回収されてしまう．食品種によっては，微生物と共に食品マトリックスも捕捉されてしまい，スコアバリューに影響を与えることが想定される．このことから，今回は1つのプロトコルで検証を行ったが，食品種によってはその食品に応じた前処理ならびにELESTA PixeeMoの捕捉条件の最適化が必要になる可能性がある．

さらにDEP-MALDI法にてお申し出品を解析するにあたり，得られた結果を活用する上で留意すべき点がいくつかあると考えている．それは，誘電泳動によって試料中のすべての微生物が捕捉できるわけではないということである．損傷菌に関してはELESTA PixeeMoの捕捉率が下がるという研究報告がある[5]．腐敗した食品中では，増殖した微生物の代謝物によって微生物自体が強いストレスを受けていることがあり得る．このストレスへの感受性は菌種によって様々なため，腐敗した食品中の一部の菌種がストレスを受けて捕捉できなくなることも想定される．その結果，実際の食品中の優占菌種とELESTA PixeeMoによって捕捉した菌種が異なる可能性が考えられる．また，MALDI-TOF MSによる分析においても，1細胞中のタンパク質量がすべて同じとは限らないことに留意すべきである．例えば，細菌と酵母では，体積の大きい酵母の方が総タンパク質量は多いと考えられる．このようなバイアスによって，DEP-MALDI法では試料中で最も菌数が高い菌種以外が優占菌種として同定される可能性が少なからず存在する．

これらの点に留意しつつ得られた結果を評価する必要がある．その方法の1つは，試料液の顕微鏡による直接観察である．DEP-MALDI法で同定された菌種の形態などを比較して特徴が一致するかを評価することで，誤った同定結果によるミスリードを避けることができる．

DEP-MALDI法は，腐敗・変敗といった食品トラブルにおいて迅速に原因を究明するための強力なツールとなることを期待して開発を試みた．菌数が高い腐敗・変敗した食品において明確な優占菌種が存在すれば，培養することなく菌種を同定することができた．この方法は検査に要する時間が3時間30分ほどのプロトコルとなっており，数日かかっていた培養法に比べて迅速性に優れている．食品トラブルへの対応という迅速性が求められる場面で，この検査時間の短さは大きなメリットである．このことに加えて，難培養菌を同定できる可能性がある点もメリットとしてあげられる．これまでも，明らかに微生物起因と考えられる腐敗・変敗でもあっても，培養法では培養条件が合わず，検出ができないケースが少なからずあった．培養をせずに優占菌種が同定できる本方法は，原因究明における新たな一手となり得る．しかしながら課題も存在する．まずは，まだまだ検証データの数が少ない点である．汎用性が高い方法として開発したものの，実際に適用できる食品や微生物に関してはさらなる検証が必要である．さらには，MALDI-TOF MSのライブラリデータは食品から検出される菌種を網羅しているとは言えない点である．つまり，本方法で検査を実施しても，ライブラリにデータがなく同定できないというケースも起こり得る．現在，微生物制御技術機構によりライブラリ拡充の取り組みが進められており，本方法の精度を向上させていく上でも重要な位置づけとなっている．これらの課題の解決とともにDEP-MALDI法が適用できるケースが増え，食品の腐敗・変敗の原因究明のための微生物検査におけるスタンダードとなっていくことを期待する．

■参考文献

1) Pohl HA. The motion and precipitation of suspensoids in divergent electric fields. *J. Appl. Phys.* 1951; 22: 869-871.
2) Pohl HA, Kaler K. Continuous dielectrophoretic separation of cell mixtures. *Cell. Physiol.* 1979; 1: 15-28.
3) Pohl HA, Pollock K, Crane JS. Dielectrophoretic force: a comparison of theory and experiment. *J. Biol. Phys.* 1978; 6: 133-160.
4) Gascoyne PR, Vykoukal J. Particle separation by dielectrophoresis. Electrophoresis. 2002; 23: 1973-1983.
5) Ogawa U, Koyama K, Koseki S. Rapid detection and enumeration of aerobic mesophiles in raw foods using dielectrophoresis. *J. Microbiol. Methods* 2021; 186: 106251.

（安藤洸幸）

第7章　MALDI-TOF MSの微生物同定による類縁菌・菌株識別

—既存技術の問題克服の可能性—

7.1　セレウス菌とその類縁菌の識別

食中毒細菌には，腸管出血性大腸菌，サルモネラ菌，腸炎ビブリオのような感染型食中毒細菌や，産生する毒素によって食中毒を起こす黄色ブドウ球菌やボツリヌス細菌，セレウス菌（*Bacillus cereus*）などがある．食品製造において，これら食中毒の原因となる微生物を出してはいけないし，万が一混入すればそれをいち早く検出して対応を取ることが重要である．病原微生物や危害菌の検出には迅速性が鍵ともいえる．

近年，MALDI-TOF MSを用いた微生物の識別法が確立し，微生物の迅速な検出が求められる臨床分野や食品産業分野で広く用いられるようになってきた．現在では，複数のMALDI-TOF MSメーカーから，質量分析機器と微生物同定解析アプリケーションをセットにした微生物同定システム（Bulker Biotyper®，VITEK® MS，AXIMA微生物同定システムなど）として販売されている[1-4]．

セレウス菌は，土壌など自然界に広く生息する細菌で，熱に強い芽胞を作り，毒素を産出し，この毒素が食中毒を引き起こすことが知られている．分類学的には，*Bacillus*属細菌に属し，セレウス菌に非常に近縁な種が数多く報告されており，それら近縁種との識別が困難な種でもある．市販のMALDI-TOF MS微生物同定システムでも，セレウス菌と近縁種の識別が困難であるという課題を抱えていたため，川﨑らはMALDI-TOF MS解析で検出されたマススペクトルのうち，特定のマススペクトルに注目して解析することにより，より精度高くセレウス菌を識別・同定できる方法（MALDI-TOF MSバイオマーカー法）を開発した[5-7]．そして，（独）製品評価技術基盤機構（NITE）は，その解析を支援するツール“cereco”（通称「セレコ」）を開発した．ここでは，MALDI-TOF MSバイオマーカー法の解説と“cereco”について紹介する．

7.1.1　セレウス菌の分類

セレウス菌は，*Bacillus*属細菌の一種で，正式な学名は *Bacillus cereus* Frankland and Frankland 1887である．*Bacillus*属は，グラム陽性のLow G+Cの有胞子桿菌で，納豆菌のように食品に用いられている種や，工業用酵素の生産に用いられる種もある一方，炭疽菌のような高い致死率を示す病原体まで存在する．

*Bacillus*属の基準種は*Bacillus subtilis*で，2024年2月時点で，109種が正式な名前として登録されている．その中でもセレウス菌は，人や動物に対する病原体として知られており，食中毒や日和見感染症を引き起こす細菌である．セレウス菌に類縁な種は，炭疽菌の他に生物農薬のひとつであるBT剤を産生する*Bacillus thuringiensis*が知られている．微生物の分類・同定に用いられている16S rRNA遺伝子に基づく分子系統解析では，両種の基準株間では99%の類似性を有し，非常に識別が困難である．

また，近年，セレウス菌に近縁の微生物種が自然環境中から数多く発見されており[8,9]，セレウス菌は*B. thuringiensis*以外にも*Bacillus albus*，*Bacillus luti*，*Bacillus mobilis*，*Bacillus mycoides*，*Bacillus pacificus*，*Bacillus paramycoides*，*Bacillus proteolyticus*，*Bacillus pseudomycoides*，*Bacillus tropicus*とも16S rRNA遺伝子において99%以上の相同値を有しており，さらにセレウス菌の識別・同定が困難となってきていた．

7.1.2　セレウス菌の毒素

セレウス菌による食中毒には，「嘔吐型」と「下痢型」があり，それぞれメカニズムが報告されている[10]．セレウス菌は土壌などの自然界に広く分布し，芽胞を形成する通性嫌気性桿菌で，食中毒の他に日和見感染症の起因菌でもある[11]．セレウス菌の嘔吐型の食中毒は，嘔吐毒であるセレウリド（Cereulide）が原因である．芽胞の状態では熱に強いため，食材の加熱調理後も死滅せず，室温保存中に食品中で増殖し，食品の腐敗，変性を起こす．その際，嘔吐毒を産生し菌体外に分泌する．セレウス菌による嘔吐型食中毒は，食品中で産生された嘔吐毒の摂取によって起こり，潜伏期間が30分～6時間，主な症状は悪心・嘔吐である．まれに肝障害も引き起こし，重度であると死亡する例も報告されている[12]．

下痢型の食中毒の原因では，エンテロトキシン（腸毒素，enterotoxin）が知られている．腸管毒性，細胞毒性を示すエンテロトキシンが複数種報告[10]されており，溶血素BL（hemolysis BL），非溶血性エンテロトキシン，サイトトキシンKが知られている．これらは，セレウス菌のほか，*B. thuringiensis*などの近縁種の中にも産生する株が存在することが知られている[10,13]．熱に強い芽胞は食材の加熱調理後も死滅せず，これを喫食すると腸管内で菌が増殖し，エンテロトキシンを産生・分泌する．セレウス菌下痢型食中毒は，潜伏期間が8～16時間，主な症状は腹痛・水様性下痢である．

セレウス菌による食中毒は，感染症法における5類感染症定点把握疾患である感染性胃腸炎に含まれる．セレウス菌は食中毒菌として，食品製造分野では勿論のこと，それ以外の製品製造においてもその混入は大きなリスクであり，セレウス菌の迅速な検出と同定は産業界から求められている課題のひとつである．

7.1.3　市販の MALDI-TOF MS 微生物同定システムを用いたセレウス菌の識別

微生物の迅速同定法のひとつとして近年注目を浴びているのが，本書籍で紹介の MALDI-TOF MS を用いた微生物の迅速同定法である．通常の MALDI-TOF MS を用いた微生物の迅速同定法は，あらかじめその学名が明らかな微生物株を用いて，多様な種に対して，無傷細胞（intact cells）の MALDI-TOF MS 分析によって得られたマススペクトルパターンをデータベース化しておく．識別・同定したい未知の微生物に対し，MALDI-TOF MS を用いてマススペクトルデータを取得し，データベース化された各種微生物の MALDI-TOF MS スペクトルデータと照合することによって，その類似性から最も近縁な微生物種を導き出すという方法である．本方法は，すでに複数のメーカーより微生物同定システムとして市販されており，それぞれのメーカーでは，MSP（mass spectral profiles）や SSP（SuperSpectra™ profiles）と言われるマススペクトルの参照用データライブラリも提供されている．

そこで，実際に市販の MALDI-TOF MS 微生物同定システムを使って，セレウス菌の同定を試みた．**図 7.1.1** の左図では，細菌の種同定に用いられている 16S rRNA 遺伝子の塩基配列に基づく系統図を示しており，セレウス菌とその類縁菌は非常に類似しており，識別が困難なことがわかる．16S rRNA 系統解析より識別の解像度が高いとされている市販の MALD-TOF MS 微生物同定システムによる識別を試みた．図 7.1.1 の右図に，ブルカー社の MALDI Biotyper® を用いて，得られた MALDI-TOF MS スペクトルデータの類似性をデンドログラムで示している．残念ながら，セレウス菌とそれ以外の近縁種が混在しており識別が難しいことがわかる．

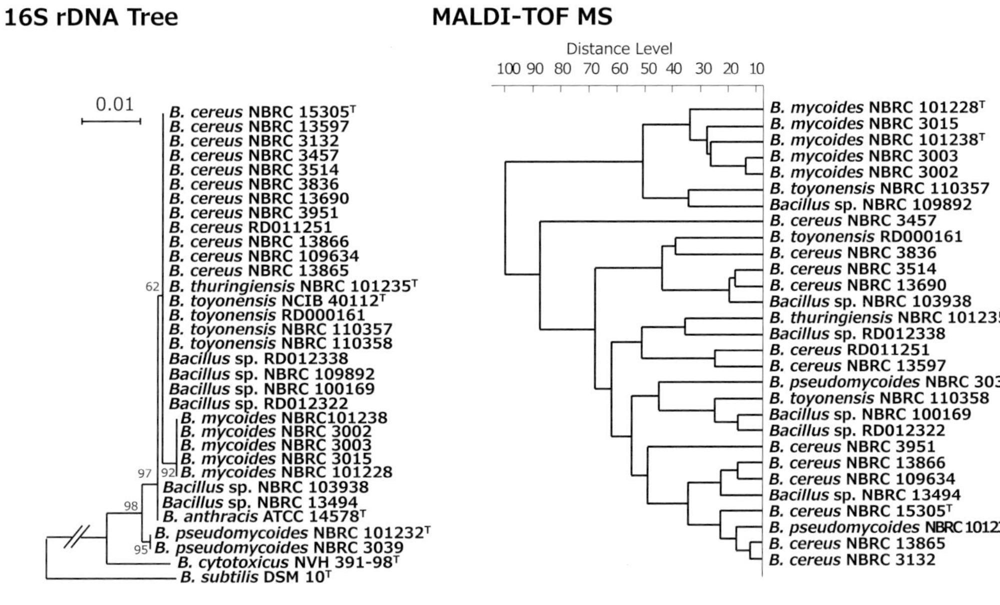

図 7.1.1　*Bacillus cereus* とその類縁菌の 16S rRNA 遺伝子配列に基づく分子系統解析（左図）と MALDI-TOF MS マススペクトルの類似性（右図）

識別が難しい理由としては，セレウス菌には非常に近縁の種が多数存在していること，そして1サンプル約70～100のマススペクトル情報を用いる市販の同定用アルゴリズムでは，検出されたマススペクトルの多くが類似しているため，特徴的なスペクトルに重み付けをしないと識別が困難であると推察された．そこで，川崎ら[6)]が考えたのは，検出される全マススペクトルを用いるのではなく，その中からセレウス菌を識別する際に指標となるMALDIマススペクトルを選抜して，それをセレウス菌のバイオマーカーとして用いる同定方法（MALDI-TOF MSバイオマーカー法）である．

7.1.4　MALDI-TOF MSバイオマーカー法を用いたセレウス菌の識別

細菌の無傷細胞をMALDI-TOF MS解析をして得られる多くの主要なマススペクトルは，リボソームタンパク質由来であることが知られている（**図7.1.2**）．同定に用いる細胞はフレッシュな細胞であることが多く，対数増殖期には細胞内のリボソームの合成が増し，リボソームを構成するリボソームタンパク質の合成も増加し，その結果，他のタンパク質に比べて有意に検出されていると考えられる．

川崎らは，検出しやすいリボソームタンパク質に着目し，セレウス菌とその類縁菌を識別するバイオマーカーとして，12種類のリボソームタンパク質と，それ以外の3種類のタンパク質（**表7.1.1**）を見いだし，それを用いた識別法を発表した[6,7)]．12種類のバイオマーカーの選抜方法は，まず，セレウス菌とその類縁菌の既知種基準株の全ゲノム情報から，すべてのリボソームタンパク質のアミノ酸配列を検索し，そのアミノ酸配列から各リボソームタンパク質の理論分子量を導き出した．次に，セレウス菌とその類縁菌について，実際にMALDI-TOF MSによるタンパク質の検出を行い，理論分子量と実際に検出されたマススペクトルの質量電荷比（*m/z*値）の相関を検証した．その結果，安定的に検出され，かつセレウス菌と類縁菌と相違が見られるリボソームタンパク質をバイオマーカーとして選抜した．さらに，リボソーム

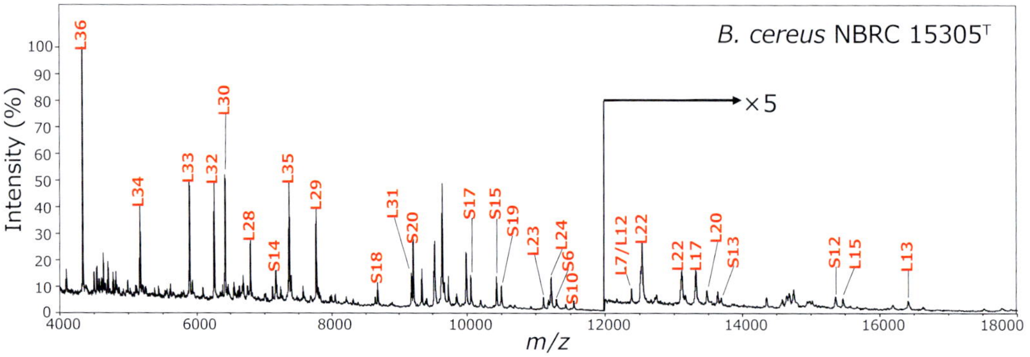

図7.1.2　*Bacillus cereus* NBRC 15305ᵀ のMALDI-TOF MSマススペクトルと
リボソームタンパク質由来のマススペクトル（理論分子量より推定）

表 7.1.1 セレウス類縁菌の識別用バイオマーカーとその理論分子量（12 種類のリボソームタンパク質と 3 種類の未同定タンパク質）

セレウス類縁菌	リボソームタンパク質														未同定タンパク質		
	L33-1	L33-2	L33-3	L30	L29	S18	L31 typeB	S20	S16	S15	L23	S6	L22	S13	protein X	protein Y	protein Z
B. cereus		5885.8		6424.6	7768.1	8682.3	9184.3	9210.6	9986.5	10429.0	11114.1	11300.9	12535.7	13687.8	9606.0		
B. albus	5720.7	5885.8	5919.0	6424.6	7768.1	8682.3	9184.3	9210.6	9986.5	10429.0	11114.1	11299.0	12535.7	13687.8	9594.0		
B. thuringiensis		5885.8		6438.6	7768.0	8682.3	9157.3	9226.5	9986.5	10429.0	11114.1	11284.9	12535.7	13661.8			
B. toyonensis		5885.8		6438.6	7768.1	8698.3	9157.3	9210.6	9986.5	10429.0	11114.1	11284.9	12535.7	13592.7	9594.0		
B. nitratireducens		5885.8		6438.6	7768.1	8698.3	9156.3	9210.6	9986.5	10429.0	11086.0	11300.9	12535.7	13675.8	9606.0		
B. paramycoides		5885.8		6438.6	7768.1	8698.3	9156.3	9210.6	9986.5	10429.0	11071.9	11284.9	12535.7	13675.8			
B. proteolyticus		5885.8		6438.6	7768.1	8698.3	9156.3	9210.6	9986.5	10429.0	11086.0	11300.9	12535.7	13675.8	9579.0		
B. mycoides		5885.8		6424.6	7715.0	8698.3	9156.3	9270.6	9971.6	10429.0	11086.0	11300.9	12563.8	13661.8		5410.0	5525.0
B. weihenstephanensis		5885.8		6424.6	7715.0	8698.3	9156.3	9270.6	9986.5	10429.0	11086.0	11300.9	12563.3	13661.8		5425.0	
B. pacificus	5720.7	5885.8	5919.0	6424.6	7768.1	8682.3	9212.3	9210.6	9986.5	10429.0	11114.1	11299.0	12535.7	13673.8			
B. paranthracis	5720.7	5885.8	5919.0	6424.6	7768.1	8682.3	9212.3	9210.6	9986.5	10429.0	11114.1	11268.9	12535.7	13673.8	9594.0		
B. tropicus	5720.7	5885.8	5977.0	6424.6	7768.1	8682.3	9184.3	9210.6	9986.5	10429.0	11114.1	11299.0	12508.7	13687.8	9594.0		
B. pseudomycoides			5915.8	6424.6	7768.0	8698.3	9157.3	9210.6	9986.5	10429.0	11113.0	11333.0	12508.6	13645.8			
B. mobilis		5885.8	5919.0	6438.6	7768.1	8698.3	9156.3	9226.6	9986.5	10429.0	11114.1	11284.9	12535.7	13675.8			
B. luti	5720.7	5885.8	5919.0	6438.6	7768.1	8682.3	9184.3	9210.6	9986.5	10429.0	11114.1	11300.9	12535.7	13675.8			
B. anthracis		5885.8		6424.6	7768.1	8698.3	9184.3	9210.6	9986.5	10429.0	11114.1	11268.9	12508.7	13687.8			
B. cytotoxicus		5885.8		6408.6	7768.1	8663.3	9171.3	9210.6	9946.5	10429.0	11112.0	11287.0	12521.7	13673.8			
B. wiedmannii	5720.7	5885.8	5919.0	6411.6	7768.1	8698.3	9156.3	9226.6	9986.5	10429.0	11114.1	11284.9	12535.7	13675.8			

タンパク質だけでは識別困難な種のために，３つの未同定タンパク質をバイオマーカーとして選抜した．こちらは，経験上，識別の指標として利用可能なことが示されたため加えたものである．

本方法の利点は，機種を問わないことである．市販の MALDI-TOF MS による微生物同定システムでは，メーカーごとに同定アルゴリズムが異なり，機種依存型の同定法であるため，他社メーカーとのデータ互換性がないことも課題であった．しかしながら，本方法では，特定のタンパク質の *m/z* 値を用いるため，すなわちアミノ酸配列の類似性を用いた同定法であるため，機種に依存せず，MALDI-TOF MS 微生物同定のためのアプリケーションも不要である．

MALDI TOF MS バイオマーカー法の解析手順を**表 7.1.2** に示した．データの取得は，通常

表 7.1.2　MALDI TOF MS バイオマーカー法によるセレウス類縁菌の迅速同定

ステップ１	同定したいセレウス類縁菌を培養する．（※培地の種類，培養条件は問わない）
ステップ２	MALDI-TOF MSによる無傷細胞からのマススペクトルのデータを取得する． （※ MALDI-TOF MSの機器メーカーは問わない）
ステップ３	使用機器に付属しているマススペクトルを表示する画像ソフトウェアを用いて，15種類のセレウス類縁菌バイオマーカーの *m/z* 値付近を観察する．
ステップ４	まずは，バイオマーカーのうち12種類のリボソームタンパク質の *m/z* 値から，一致する種を検索する．この時点で一致しない場合は，別種の可能性が高い．
ステップ５	さらに絞り込みをしたい場合は，バイオマーカーであるタンパク質X, Y, Zの *m/z* 値を観察してセレウス類縁菌との類似性を調べる．

参考：高分子量のマススペクトルの検出が得られていないようであれば，マトリックスとしてシナピン酸を用いた MALD-TOF MS 解析を行い，上記ステップ 2〜5 と同様に行う．

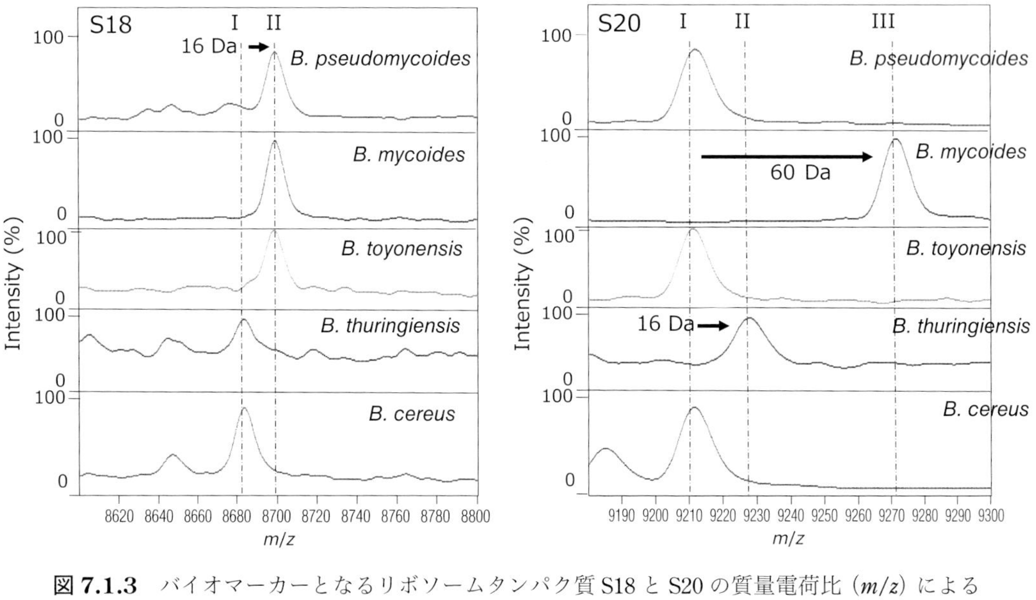

図 7.1.3　バイオマーカーとなるリボソームタンパク質 S18 と S20 の質量電荷比（*m/z*）による *B. cereus* 類縁菌 の識別の例

の MALDI-TOF MS 解析時と同様の方法で測定する．MALDI-TOF MS を用いて無傷細胞を測定した時，通常 70 ～ 150 程度のマススペクトルが検出される．その中から，セレウス菌のバイオマーカータンパク質の *m/z* 値付近のスペクトルに着目して，*m/z* 値の一致性を見ながら，セレウス菌かどうかを判定していく．**図 7.1.3** に識別の例を示した．図 7.1.3 の左図にバイオマーカーの一つであるリボソームスモールサブユニットを構成する S18 タンパク質について示している．セレウス菌と *B. thuringiensis* は，8682.3（*m/z*）付近にマススペクトルが検出されるが，*Bacillus pseudomycoides*，*Bacillus mycoides*，および *Bacillus toyonensis* の S18 タンパク質はセレウス菌のより 16 Da 大きいため, 右に 16 Da シフトした 8698.3（*m/z*）付近に検出される．右図は，S20 タンパク質の例を示している．S18 タンパク質ではセレウス菌と識別できなかった *B. thuringiensis* も, S20 タンパク質では, セレウス菌の 9210.4（*m/z*）より 16 Da 大きいため, 9226.5（*m/z*）付近に検出される．一方，*B. pseudomycoides* と *B. toyonensis* の S20 タンパク質はセレウス菌と同じ大きさであるため同位置に検出される．*B. mycoides* の S20 タンパク質はセレウス菌より 60 Da 大きいため，さらに右にシフトした 9270.6（*m/z*）付近に検出される．

表 7.1.1 に 18 種類のセレウス菌と類縁菌を識別可能な 12 種類のリボソームタンパク質と 3 種類の未知タンパク質の推定分子量を示している．実際に *Bacillus anthracis* を除く既知種既知株について MALDI-TOF MS 解析を実施したところ，表 7.1.1 に示すマススペクトルが検出されることを確認している．まずは, リボソームタンパク質の *m/z* 値を見ていく必要があるが, 目視にて検出するには多少の時間がかかり，慣れていなければ見逃す可能性もある．そこで, 目視にかわり，マススペクトルのピークリストのデータから，既知種の 15 種類のバイオマーカータンパク質の *m/z* 値との一致性を検出する支援ツール『cereco』を開発した．

7.1.5　MALDI-TOF MS バイオマーカー法の支援ツール『cereco』について

（独）製品評価技術基盤機構（NITE）が提供する『cereco』は，MALDI-TOF MS バイオマーカー法によるセレウス菌とその類縁菌の識別を支援するツールある．『cereco』は，あくまでセレウス菌とその類縁菌に特化したものであるため，市販の MALDI-TOF MS 微生物同定システムや，その他の微生物同定でセレウス菌と疑われた微生物（セレウス類縁菌）に対して，さらに詳しく近縁種との識別を行う場合に活用していただきたい．（利用については，文末の「cereco のご利用について」を参照されたい．）

迅速性の観点から，市販の MALDI-TOF MS 微生物同定システムでセレウス類縁菌と同定された際に，その時に解析したマススペクトルデータのピークリストを用いて，『cereco』に供することで MALDI-TOF MS バイオマーカー法による微生物同定を試みることも可能である．高分子のタンパク質の検出には，マトリックスにシナピン酸を用いて再度 MALDI-TOF MS 解析を行い，得られたマススペクトルデータのピークリストを用いて『cereco』に供していただくことも推奨している．

『cereco』では，識別に用いているマーカータンパク質のマススペクトルの *m/z* 値が表として表示されるので，一目で類似性を比較することができる．ここでは，『cereco』を用いたセレウス類縁菌のMALDI-TF MSバイオマーカー法による微生物同定の手順を紹介する．

1）『cereco』の対象となる微生物とデータの準備

まず，市販のMALDI-TOF MS微生物同定システム，あるいはその他の微生物同定法（例えば16S rRNA遺伝子解析など）でセレウス類縁菌とされていることを確認した後，『cereco』を用いたMALDI-TOF MSバイオマーカー法による解析へと進むことができる．市販の同定システムを用いて解析した結果，セレウス菌と全く異なる種に同定，あるいはどの種にも判定不可となった場合は『cereco』の対象外である．

市販のMALDI-TOF MS微生物同定システムでセレウス類縁菌であると同定された場合は，その際に用いたマススペクトルのピークリストを用いることもできる．ただし，マトリックスにα-シアノ-4-ヒドロキシけい皮酸（CHCA）を用いている場合は高分子のタンパク質が検出しづらい傾向があるため，その際は，改めてシナピン酸をマトリックスとして用いたMALDI-TOF MS解析を実施し，得られたマススペクトルのピークリストを用いて『cereco』に供することも可能である．

『cereco』に用いることのできる基本的なデータ（入力ファイルの形式）は，1列目に *m/z*，2列目にIntensityの値が表示され，*m/z* とIntensityの値の間が半角スペースで区切られているテキストデータである．

2）マススペクトルデータの品質の確認

マススペクトルデータの品質が悪い場合は，バイオマーカーが検出されなかったり，あるいはノイズによってバイオマーカーと類似の *m/z* 値を示すマススペクトルが検出され，あたかもバイオマーカーが検出されているかのように見える場合もあるため，解析する前には，マススペクトルデータの品質が十分であるのかを確認する必要がある．

マススペクトルデータの品質を確認する方法としては，①MALDI-TOF MSに搭載されているアプリケーションを用いて検出ピーク全体を観察し，ある程度まんべんなくMSスペクトルが検出できているか，あるいは極端なノイズがでていないかを確認することによって判断することができる．使用するMALDI-TOF MSの機器によっては，MSスペクトルパターンを視覚的に見ることがきるツールも搭載されているので，それらを使って判断できる．もう一つの方法として，②ピーク数が70～120程度得られているか，かつそれぞれのピーク強度は得られているかということでも品質を確認することができる．

MALDI-TOF MSのマススペクトルデータの取得では，自分が用いたマトリックスを把握して解析に望むことが重要である．マトリックスにCHCAを用いた場合，高分子のマススペクトルが検出しにくい傾向にあり，特に，10000（*m/z*）を超えるタンパク質（S15，S23，S6，L22，S13 などのリボソームタンパク質）の検出は困難である．10000（*m/z*）を超えるタンパク質が検出されなかったから『cereco』が全く使えないということではなく，CHCA を用いて検出されたマススペクトルから，10000（*m/z*）以下のバイオマーカーと照合することで菌種を絞りこむことが可能である．判定の精度を上げるために，より高分子のタンパク質を検出するには，マトリックスをシナピン酸などに変えて MALDI-TOF MS の再解析を行うことをお勧めする．

3）『cereco』を使ったバイオマーカー検出と判定

『cereco』では，判定したい未同定のセレウス類縁菌のマススペクトルのピークリスト（*m/z* 値）を用い，『cereco』に搭載されているセレウス類縁菌 18 種の，15 種類のバイオマーカータンパク質分子量の理論値（12 のリボソームタンパク質と 3 つの未同定タンパク質（X, Y, Z））との照合を行う．セレウス類縁菌の 15 種類のタンパク質と *m/z* 値が一致すればピンク色で表示される．『cereco』での照合結果を見ながら，作業者自らで微生物の同定の判断を行っていく．

マススペクトルの *m/z* 値は，機器の性質上，毎回完全に一致するものではないため，マスずれ（測定上の分子誤差）を考慮して類似性を判断する必要がある．『cereco』では，そのマスずれをあらかじめ設定して，一致するタンパク質を検出することが可能である．最初は，分子誤差量の値を 8（*m/z*）に設定して解析してみる．さらに，バイオマーカータンパク質分子量の理論値との照合をより厳密に確認したい場合は，分子誤差量を小さく設定したり，8（*m/z*）以上のマスずれが疑われる場合は，分子誤差量を大きく（最大 10（*m/z*））設定して，バイオマーカータンパク質の検出を試みる．

次に，マトリックスに CHCA を用いた例と，10000（*m/z*）を超える高分子のマススペクトルの取得のためにシナピン酸を用いて取得した例について，事例を示しながら判定方法について解説する．

（1）　マトリックスとして α-シアノ-4-ヒドロキシけい皮酸（CHCA）を用いて取得したマススペクトルの例

Bacillus cereus NBRC 15305^T 株を用いて，誤差範囲を 8（*m/z*）で設定して解析した結果画面を**図 7.1.4** に示した．*Bacillus cereus* NBRC 15305^T 株のマススペクトルデータのピークリストに，18 種のセレウス類縁菌の 15 種のバイオマーカーと一致するマススペクトル値が存在すれば，上部の測定値の欄（青色の部分）に示される．そして，18 種のセレウス類縁菌のバイオマーカータンパク質分子量の理論値にヒットした値のものをピンク色で示している．

こちらの結果では，12 種類のリボソームタンパク質のうち，L33，L30，L29，S18，L31，S20，S16，S15 の 8 種類のリボソームタンパク質が検出されている．マトリックスとして

	Genome ID	L33-1	L33-2	L33-3	L30	L29	S18	L31 typeB	S20	S16	S15	L23	S6	L22	S13	protein X(P1)	protein Y(P2)	protein Z(P3)
測定値			5886.7		6426.5	7768.6	8682.3	9210.4	9210.4	9986.3	10428.0					9608.8		
測定値								9184.3										
測定値																		
B. cereus NBRC15305T			5885.8		6424.6	7768.1	8682.3	9184.3	9210.6	9986.5	10429.0	11114.1	11300.9	12535.7	13687.8	9606.0		
B. albus NBRC 113917T		5720.7	5885.8	5919.0	6424.6	7768.1	8682.3	9184.3	9210.6	9986.5	10429.0	11114.1	11299.0	12535.7	13687.8	9594.0		
B. thuringiensis ATCC 10972	CM000745		5885.8		6438.6	7768.0	8682.3	9157.3	9226.5	9986.5	10429.0	11114.1	11284.9	12535.7	13661.8			
B. toyonensis BCT-7112	NC_022781		5885.8		6438.6	7768.1	8698.3	9157.3	9210.6	9986.5	10429.0	11114.1	11284.9	12535.7	13592.7	9594.0		
B. nitratireducens NBRC 113921T			5885.8		6438.6	7768.1	8698.3	9156.3	9210.6	9986.5	10429.0	11086.0	11300.9	12535.7	13675.8	9606.0		
B. paramycoides NBRC 113922T			5885.8		6438.6	7768.1	8698.3	9156.3	9210.6	9986.5	10429.0	11071.9	11284.9	12535.7	13675.8			
B. proteolyticus NBRC 113920T			5885.8		6438.6	7768.1	8698.3	9156.3	9210.6	9986.5	10429.0	11086.0	11300.9	12535.7	13675.8	9579.0		
B. mycoides ATCC 6462	CP009692		5885.8		6424.6	7715.0	8698.3	9156.3	9270.6	9971.6	10429.0	11086.0	11300.9	12563.8	13661.8		5410.0	5525.0
B. weihenstephanensis NBRC101238T	CP009746		5885.8		6424.6	7715.0	8698.3	9156.3	9270.6	9986.5	10429.0	11086.0	11300.9	12563.8	13661.8		5425.0	
B. pacificus		5720.7	5885.8	5919.0	6424.6	7768.1	8682.3	9212.3	9210.6	9986.5	10429.0	11114.1	11299.0	12535.7	13673.8			
B. paranthracis		5720.7	5885.8	5919.0	6424.6	7768.1	8682.3	9212.3	9210.6	9986.5	10429.0	11114.1	11268.9	12535.7	13673.8	9594.0		
B. tropicus NBRC 113916T		5720.7	5885.8	5977.0	6424.6	7768.1	8682.3	9184.3	9210.6	9986.5	10429.0	11114.1	11299.0	12508.7	13687.8	9594.0		
B. pseudomycoides DSM 12442	CM000745			5915.8	6424.6	7768.0	8698.3	9157.3	9210.6	9986.5	10429.0	11113.0	11333.0	12508.6	13645.8			
B. mobilis			5885.8	5919.0	6438.6	7768.1	8698.3	9156.3	9226.6	9986.5	10429.0	11114.1	11284.9	12535.7	13675.8			
B. luti		5720.7	5885.8	5919.0	6438.6	7768.1	8682.3	9184.3	9210.6	9986.5	10429.0	11114.1	11300.9	12535.7	13675.8			
B. anthracis PAK-1	CP009325		5885.8		6424.6	7768.1	8698.3	9184.3	9210.6	9986.5	10429.0	11114.1	11268.9	12508.7	13687.8			
B. cytotoxicus NVH391-98T	NC_009674		5885.8		6408.6	7768.1	8663.3	9171.3	9210.6	9946.5	10429.0	11112.0	11287.0	12521.7	13673.8			
B. wiedmannii		5720.7	5885.8	5919.0	6411.6	7768.1	8698.3	9156.3	9226.6	9986.5	10429.0	11114.1	11284.9	12535.7	13675.8			

セレウス類縁菌共通

図 7.1.4　*Bacillus cereus* NBRC 15305^{T} 株の無傷細胞を用いて MALDI-TOF MS 解析を行い，得られたマススペクトルのピークリストを用いて，『cereco』（誤差範囲を 8 *m/z* で設定）に供した際の解析結果画面

	Genome ID	L33-1	L33-2	L33-3	L30	L29	S18	L31 typeB	S20	S16	S15	L23	S6	L22	S13	protein X(P1)	protein Y(P2)	protein Z(P3)
測定値		5717.2	5885.5		6424.4	7768.7	8683.4	9184.9	9211.0	9986.5	10428.5	11113.4	11297.4	12534.3	13682.5	9574.5	5411.3	
測定値								9211.0						12514.1		9591.3		
測定値																		
B. cereus NBRC15305T			5885.8		6424.6	7768.1	8682.3	9184.3	9210.6	9986.5	10429.0	11114.1	11300.9	12535.7	13687.8	9606.0		
B. albus NBRC 113917T		5720.7	5885.8	5919.0	6424.6	7768.1	8682.3	9184.3	9210.6	9986.5	10429.0	11114.1	11299.0	12535.7	13687.8	9594.0		
B. thuringiensis ATCC 10972	CM000745		5885.8		6438.6	7768.0	8682.3	9157.3	9226.5	9986.5	10429.0	11114.1	11284.9	12535.7	13661.8			
B. toyonensis BCT-7112	NC_022781		5885.8		6438.6	7768.1	8698.3	9157.3	9210.6	9986.5	10429.0	11114.1	11284.9	12535.7	13592.7	9594.0		
B. nitratireducens NBRC 113921T			5885.8		6438.6	7768.1	8698.3	9156.3	9210.6	9986.5	10429.0	11086.0	11300.9	12535.7	13675.8	9606.0		
B. paramycoides NBRC 113922T			5885.8		6438.6	7768.1	8698.3	9156.3	9210.6	9986.5	10429.0	11071.9	11284.9	12535.7	13675.8			
B. proteolyticus NBRC 113920T			5885.8		6438.6	7768.1	8698.3	9156.3	9210.6	9986.5	10429.0	11086.0	11300.9	12535.7	13675.8	9579.0		
B. mycoides ATCC 6462	CP009692		5885.8		6424.6	7715.0	8698.3	9156.3	9270.6	9971.6	10429.0	11086.0	11300.9	12563.8	13661.8		5410.0	5525.0
B. weihenstephanensis NBRC101238T	CP009746		5885.8		6424.6	7715.0	8698.3	9156.3	9270.6	9986.5	10429.0	11086.0	11300.9	12563.8	13661.8		5425.0	
B. pacificus		5720.7	5885.8	5919.0	6424.6	7768.1	8682.3	9212.3	9210.6	9986.5	10429.0	11114.1	11299.0	12535.7	13673.8			
B. paranthracis		5720.7	5885.8	5919.0	6424.6	7768.1	8682.3	9212.3	9210.6	9986.5	10429.0	11114.1	11268.9	12535.7	13673.8	9594.0		
B. tropicus NBRC 113916T		5720.7	5885.8	5977.0	6424.6	7768.1	8682.3	9184.3	9210.6	9986.5	10429.0	11114.1	11299.0	12508.7	13687.8	9594.0		
B. pseudomycoides DSM 12442	CM000745			5915.8	6424.6	7768.0	8698.3	9157.3	9210.6	9986.5	10429.0	11113.0	11333.0	12508.6	13645.8			
B. mobilis			5885.8	5919.0	6438.6	7768.1	8698.3	9156.3	9226.6	9986.5	10429.0	11114.1	11284.9	12535.7	13675.8			
B. luti		5720.7	5885.8	5919.0	6438.6	7768.1	8682.3	9184.3	9210.6	9986.5	10429.0	11114.1	11300.9	12535.7	13675.8			
B. anthracis PAK-1	CP009325		5885.8		6424.6	7768.1	8698.3	9184.3	9210.6	9986.5	10429.0	11114.1	11268.9	12508.7	13687.8			
B. cytotoxicus NVH391-98T	NC_009674		5885.8		6408.6	7768.1	8663.3	9171.3	9210.6	9946.5	10429.0	11112.0	11287.0	12521.7	13673.8			
B. wiedmannii		5720.7	5885.8	5919.0	6411.6	7768.1	8698.3	9156.3	9226.6	9986.5	10429.0	11114.1	11284.9	12535.7	13675.8			

図 7.1.5　*Bacillus albus* NBRC 113917^{T} 株について，マトリックスにシナピン酸を用いた MALDI-TOF MS 解析を行い，得られたマススペクトルのピークリストを『cereco』（誤差範囲を 8 *m/z* で設定）に供した際の解析結果画面

CHCA を用いているため，10000（*m/z*）より大きいマススペクトルは検出できていない可能性が高い．また，判断する際に注意してもらいたい点がある．L31 と S20 の理論分子量が非常に類似しているため，誤差範囲 8（*m/z*）で解析した場合，見分けがつかなくなる．しかし，L31 と S20 は存在しているので，L31 と S20 付近に 2 つのマススペクトルが検出されていることを

確認する必要がある．図7.1.4に示した様に，L33，L30，L29，S18，L31，S20，S16，S15の8種類のリボソームタンパク質で照合してみると，*B. cereus*，*B. albus*，*B. pacificus*，*B. paranthracis*，*B. tropicus*の5種に判定されたかのように見える．しかしながら，L31とS20に相当するタンパク質として測定値の欄を見てみると，9184.3（*m/z*）と9210.4（*m/z*）の2つが検出されており，これをセットとして，上記5種と比較してみると，*B. pacificus*，*B. paranthracis*ではなく，*B. cereus*，*B. albus*，*B. tropicus*の3種に一致していることがわかる．さらに絞り込むために，未知タンパク質のProteinXが検出されているので，そちらで検索すると*B. cereus*と一致する．よって，*B. cereus*である可能性が極めて高いと判断する．

(2)　マトリックスとしてシナピン酸を用いて取得したマススペクトルの例

ここでは，*Bacillus albus* NBRC 113917^{T}株を用いて，誤差範囲を8（*m/z*）で設定して解析した結果画面を**図7.1.5**に示した．12種類すべてのリボソームタンパク質が検出されており，比較を行った結果，*B. cereus*，*B. albus*，*B. tropicus*と一致することがわかる．さらに，未知タンパク質のProtein Xから，*B. albus*と*B. tropicus*に絞り込むことができるが，両者を識別するバイオマーカーは今のところないので，2種のどちらかである可能性が極めて高いと判断する．

ま と め

MADI-TOF MS微生物同定は，非常に簡便で迅速な方法である．しかしながら，データベースが不足していたり，非常に近縁な微生物の同定には課題が残っている．また，薬剤耐性菌など，同種でも異なる特徴を持つ株の迅速同定法は非常に重要であり，種レベル以下の識別も求められているところである．本方法のように，機種に依存しない，また指標となるタンパク質を特定することによって，異なる機種での互換性のあるデータベース化が可能となり，迅速で精密な微生物の識別が可能となることが期待される．

■謝辞　セレウス菌のバイオマーカーを用いた識別同定の開発の一部は，マルハニチロ株式会社との共同事業により実施致しました．また，同定支援ツール『cereco』のソフトウェアの開発は，戦略的イノベーション創造プログラム（SIP）「スマートバイオ産業・農業基盤技術」（管理法人：生研支援センター）によって実施されました．

■ cerecoのご利用について

ご利用には，DBRP（生物資源データプラットフォーム）の制限公開データ閲覧のためのアカウントが必要です．

アカウント作成については，下記，制限公開データ閲覧のための手続きをご参照ください．

～ cerecoログイン画面～

https://www.nite.go.jp/nbrc/cereco/login

～制限公開データ閲覧のための手続き～

https://www.nite.go.jp/nbrc/genome/db/dbrp_howtoaccess.html

■参考文献

1) 松山由美子．MALDI-TOF MSによる微生物分析—同定を超えた最新技術．電気泳動．2017; 61: 152-153.
2) 関口幸恵．総説 MALDI-TOF MSによる微生物同定の現状と活用にあたっての留意点．腸内細菌学雑誌．2015; 29: 169-176.
3) 田村廣人，島 圭介．ALDI-TOF MSによる亜種・株レベルでの細菌識別の試み—S10-GERMS法の利用による—．（株）島津製作所　テクニカルドキュメント Application Note 34. <https://www.an.shimadzu.co.jp/sites/an.shimadzu.co.jp/files/pim/pim_document_file/an_jp/applications/application_note/18510/ap_aplnote34-jp.pdf>
4) 加藤晃代，田村廣人，山本奈保美，島 圭介．質量分析計 MALDI-TOF MSによる 血清型レベルでの細菌の識別—AXIMA微生物同定システム対応高精度細菌識別ソフトウェア Strain Solution Ver. 2の活用例．（株）島津製作所　Technical Report. <https://www.an.shimadzu.co.jp/sites/an.shimadzu.co.jp/files/pim/pim_document_file/an_jp/technical/technical_reports/19834/c146-1038.pdf >
5) 川﨑浩子．総説　MALDI-TOF MSを用いた微生物迅速同定の食品微生物分野への展開．日本食品微生物学会雑誌．2020; 37(4): 165-177.
6) 川崎浩子，下平 潤，上條知昭，田島洋介，大谷重徳，庵原啓司．食中毒原因菌であるセレウス菌（Bacillus cereus）の迅速かつ精密な識別法の開発．日本農芸化学会2018年度大会要旨，2B10a04 (2018).
7) 上條知昭，川崎浩子．近年新種報告された種を含む *Bacillus cereus* 類縁細菌16種のMALDI-TOF MSを用いた迅速同定．日本防菌防黴学会．1P-AB35 (2019).
8) Liu Y, Du J, Lai Q, Zeng R, Ye D, Xu J, Shao Z. Proposal of nine novel species of the *Bacillus cereus* group. *Int J Syst Evol Microbiol* . 2017; 67: 2499-2508.
9) Acevedo MM, Carroll LM, Mukherjee M, Mills E, Xiaoli L, Dudley EG, Kovac J. Novel Effective *Bacillus cereus* Group Species “*Bacillus clarus*” Is Represented by Antibiotic-Producing Strain ATCC 21929 Isolated from Soil. mSphere. 5(6):e00882-20. doi: 10.1128/mSphere.00882-20 (2020).
10) Dietrich R, Jessberger N, Ehling-Schulz M, Märtlbauer E, Granum PE. The Food Poisoning Toxins of *Bacillus cereus. Toxins* (Basel), 2021; **13**(2): 98.　doi: 10.3390/toxins13020098.
11) Logan NA, Vos PD. *Bacillus* . In Bergey’s Manual of Systematics of Archaea and Bacteria, eds Trujillo ME, Dedysh S, DeVos P, Hedlund B, Kämpfer P, Rainey FA, Whitman WB. (2015).　<https://doi.org/10.1002/9781118960608.gbm00530>
12) 食品安全委員会 セレウス菌食中毒（Bacillus cereus foodborne poisoning）．ファクトシート《作成日：平成23年11月24日》《最終更新日：令和3年3月30日》 <https://www.fsc.go.jp/factsheets/index.data/20210330bacillus_cereus.pdf>.
13) Senesi S, Ghelardi E. Production, secretion and biological activity of *Bacillus cereus* enterotoxins. *Toxins* (Basel), 2010; **2**(7): 1690-1703. PMID: 22069656

（川﨑浩子，牧山葉子，市川夏子）

7.2　納豆菌および類縁菌の識別

これまでの章で述べられてきた様に，MALDI-TOF MS を用いることで同定試験にかかる時間を大幅に短縮することが可能となった．データベース内に登録されている菌種であれば，容易に同定が可能となるため，現在，臨床分野だけでなく食品分野においても広く利用されてきている．

分析試験受託機関では，食品等に関連する様々な分析試験を受託し，成果物としての試験結果を提出することを生業としている．そのような中で，食品衛生試験の担当者から「納豆菌の同定を MALDI-TOF MS を用いて実施・検討できないか？」との打診があった．検出された菌株によっては性状試験の判定が難しい場合もあるため，MALDI-TOF MS の特徴である迅速性を考慮し，かつ別法として試験結果の参考にしたいとの要望である．

納豆菌は 1905 年に東京で製造された糸引き納豆から分離され，*Bacillus natto* として命名された菌株が最初の納豆菌とされたが [1]，1945 年に *Bacillus subutilis* の synonym とされ [2]，現在に至っている．近年，*Bacillus subtilis* natto や *Bacillus subtilis* subsp. *natto* と表現されることはあるが，2024 年 2 月末の段階では分類学上の正式名として認められていない（List of Prokaryotic names with Standing in Nomenclature[3] では，“*Bacillus subtilis* subsp. *natto*” と表記され，preferred name（not correct name）として取り扱われている）．日本を代表する発酵食品の一つであり，身近な発酵食品である納豆を作る上で欠かせない微生物でありながら，この納豆菌か否かを判断するのはなかなかに難しい．

納豆試験法 (1990)[4] では納豆菌の簡易同定法として A. コロニーによる識別，B. ファージによる識別，C. 培地上での粘性物質有無による識別の 3 種類が記載されているが，これらは納豆から検出した細菌，言い換えると検出する細菌のほぼすべてが納豆のスターターである納豆菌であるため，比較的実施可能な試験方法と言える．例えば「A. コロニーによる識別」では，「Nutrient Agar（Difco）で 30℃，24 時間培養で形成した納豆菌のコロニーは，白色円形で表面はしわ状を呈し，乾燥しているように見える．40 倍程度の実体顕微鏡でコロニー周辺を観察すると，細かい菊花状から繊毛状の凸凹が見られるので，慣れてくると識別可能である．」とある．様々な試験において “慣れてくる”，すなわち “蓄積された経験” が重要であるということである．

一方で，納豆菌の宮城野株の全ゲノム配列が決定され，試験室株である *B. subtilis* 168 との違いも報告されている [5]．また, 納豆発酵に適した遺伝的な特徴の一端が明らかにされている [6]．すなわち，① γ-PGA 産生を制御する細胞密度情報伝達系の鍵遺伝子 ***degQ*** が高発現タイプのプロモーターを有する．②細胞の運動性に関わる ***swrA*** 遺伝子が活性型で，「被り」と呼ばれる菌膜を形成する．③ビオチン合成オペロンに欠損変異が生じており細胞内でビオチンが合成できない．④鞭毛形成能が弱い．以上の 4 点とされている．*B. subtilis* と納豆菌の違いは全ゲノムの解明とともに明確になっているものの，これらを迅速に判断して，*B. subtilis* と納豆菌を判別することは非常に難しい．

さらに近年，*B. subtilis* の4亜種がそれぞれ *B. spizizenii*, *B. inaquosorum*, *B. stercoris* および *B. subtilis* と種に変更された[7]．Patel and Gupta (2020)[8] が示した“*B. subtilis* subsp. *natto*”を含む *Subtilis* clade には，*B. subtilis* 近縁種だけでも *B. atrophaeus*, *B. cabrialesii*, *B. halotolerans*, *B. inaquosorum*, *B. mojavensis*, *B. spizizenii*, *B. stercoris*, *B. subtilis*, *B. tequilensis*, *B. vallismortis* の10種含まれており，これら10種に加えて *B. amyloliquefaciens* とその近縁菌種（*B. nakamurai*, *B. siamensis*, *B. velezensis*），*B. pumillus* とその近縁菌種（*B. altitudinis*, *B. austrakimaris*, *B. safensis*, *B. xiamenensis*, *B. zhangzhouensis*），*B. licheniformis* とその近縁菌種（*B. capparidis*, *B. glycinifermentans*, *B. gobiensis*, *B. haynesii*, *B. paralicheniformis*, *B. sonorensis*, *B. swezeyi*）の合計28菌種で構成されている．この様に近縁とされる菌種も次々に報告されており（今後も増えることが予想される），これらをすべて識別することは非常に困難である．

納豆の生菌数を測定し，検出した集落について観察する場合には可能ではあるが，分析試験受託機関で試験するサンプルは必ずしも納豆（または納豆菌を用いた製剤等）とは限らない．そのため，サンプルの生菌数（サンプルの状態により加熱処理を実施）を測定し，検出した細菌集落についてタイプごとに計測，それぞれについて純化・同定を実施する．同定試験では，The Genus *Bacillus* (1973)[9] の検索表に基づき，4つの性状試験（カタラーゼ，VP反応，嫌気下生育，デンプンの加水分解）を行うことで *B. subtilis* か否かを判定している．あくまでも「納豆菌を含むサンプルから検出した *B. subtilis* の菌数を納豆菌数とする」という簡易試験方法である．簡易試験といっても試験項目には陰性判定項目があり培養期間は7日間を必要とするため，生菌数測定～純化～性状試験の一連の試験にかかる実質的な期間は10～13日となる．

この様に，納豆菌を取り巻く状況が複雑さを増す中で，分析受託機関として納豆菌を測定する上で新たな試験方法が必要となってきた．

7.2.1　試験方法

1）　試験菌株

市販の納豆60試料と種菌3試料から73菌株の好気性芽胞菌を分離した（以下「分離菌」とする）．VITEK MS™ RUO SARAMIS™ Knowledge Base V4.14.0 のデータベースには同定の際に基準となる *B. pumilus*, *B. licheniformis* の標準スペクトル（Superspectrum：SSp）が存在しており，*Bacillus subtilis* との識別は可能となっている．このため，*B. subtilis* とその近縁菌種を5種9菌株（*Bacillus subtilis* 3菌株，*B. spizizenii* 3菌株，*B. atrophaeus* 1菌株，B. mojavensis 1菌株，*B. vallismortis* 1菌株）および *B. amyloliquefaciens*（1菌株）を菌株保存機関から分与を受け，*B. subtilis* group として試験に供試した（以下「分譲菌株」とする）．納豆由来の分譲菌株としては S. Sawamura（“*Bacillus natto*”）と履歴がある *B. subtilis* JCM 20105 および S. Muramatsu strain

Bacillus No. 1. の履歴がある *B. subtilis* JCM 20083 を使用した．

2）培養条件

B. subtilis 等の粘性物質産生能が高い菌株では，直接塗布–マトリックス処理を用いて測定すると，粘性物質の存在によって必要な菌体量を塗布することができず，良好な結果が得られないことが散見されたため，粘性物質産生を低く抑える培養条件を検討した．

納豆菌は納豆の特徴である「糸引き」の原因物質である γ–ポリグルタミン酸（γ–PGA）を産生する．γ–PGA は納豆菌だけでなく *B. subtilis* や *B. amyloliquefaciens*, *B. licheniformis* も産生することが知られている．この γ–PGA 等の粘性物質は MALDI-TOF MS で測定する際の「少量の菌体をかき取ってターゲットスライドのスポットに塗布する」操作を妨げるだけでなく，タンパク質抽出においても阻害的な働きをする．このため，納豆菌を含む *Bacillus subtilis* clade に属する菌株を測定する際には，γ–PGA 産生が少ない状態で測定に供試しなければならない．細胞が活発に分裂している対数増殖期後，増殖が止まった定常期に γ–PGA の合成が開始されることから[10]，定常期に到達する前，少なくとも培養後 24 時間以内に測定する必要があると考えられた．また，乾燥を防ぐために培養基をビニール袋に入れて口を閉めて培養すると，粘性物質を産生しやすいことを経験則として確認している．粘性物質の産生の原因の一つとして，培養器内の水分（水蒸気）の影響が懸念されることから，培養時に水蒸気がこもらないように平板培地を入れるビニール袋の口は閉めずに培養した．近縁な菌種の比較に際し，納豆の原料である大豆由来のタンパク質を用いることでより特徴的なタンパク質産生を期待してソイビーンカゼインダイジェスト（SCD）寒天培地を用いた．以上の条件を考慮し，培養条件は，SCD 寒天培地に画線塗抹，35℃，15 ～ 19 時間培養とし，培養時に水分がこもらないように平板培地を入れるビニール袋の口は閉めずに培養することとした．

3）抽出方法および MALDI-TOF MS による測定

タンパク質の抽出方法は，直接塗布–マトリックス処理およびタンパク質抽出が困難な場合に用いるエタノール・ギ酸処理を用いた．直接塗布–マトリックス処理は VITEK MS™ ユーザーマニュアルに従って実施した．また，エタノール・ギ酸処理は以下の様に実施した．培養後の菌体を 1 白金耳量取り 300 µL のろ過滅菌水に懸濁後，エタノール（99.5%）900 µL を加えて撹拌した．これを約 9600×*g* で 2 分間遠心分離し，上清を除去した．ペレットに 70%（v/v）ギ酸溶液 40 µL を加え撹拌後，15 ～ 20 分間静置した．アセトニトリル 40 µL を加え，撹拌後約 9600×*g* で 2 分間遠心分離し，上清 1 µL をターゲットスライドのスポットに滴下して風乾した．風乾後マトリックス試薬（VITEK® MS-CHCA 試薬：bioMérieuxS.A.）1 µL を滴下，風乾して測定した．測定は VITEK MS™ Plus（bioMérieuxS.A.）を使用し，解析は SARAMIS™ Premium，データベースは VITEK MS™ RUO SARAMIS™ Knowledge Base V4.14.0 を用いた．

7.2.2　試験結果

1）培養性状の確認

培養の結果，分離菌および分譲菌株いずれの菌株においても，粘性物質産生は低く抑えられ，直接塗布-マトリックス処理の際のターゲットスライドのスポットに菌体を塗布する操作に影響はなかった．

2）試験菌の同定

分離菌は，直接塗布-マトリックス処理の99.0％，エタノール・ギ酸処理の98.3％で同定結果が得られた（**表7.2.1**）[11]．多くは*B. subtilis*単独または*B. subtilis*と*B. atrophaeus/subtilis*の2種が候補として挙がる結果となった．また，候補が挙がった場合，直接塗布-マトリックス処理を行った菌株の98.3％，エタノール・ギ酸処理を行った菌株の94.4％で，結果の信頼性＞99.9％と高い評価となった．

*Bacillus subtilis*近縁菌種の分譲菌株6種10菌株は直接塗布-マトリックス処理ではすべての測定で候補が挙がったが，エタノール・ギ酸処理を行うと，多くの菌株で測定結果が得られなかった（**表7.2.2**）[11]．これは，既存のSSpがエタノール・ギ酸処理ではなく直接塗布-マトリックス処理によって作成された可能性を示唆している．*B. subtilis*の3菌株は*B. subtilis*, *B. atrophaeus/subtilis*と同定された．*B. atrophaeus/subtilis*は*B. subtilis*と*B. atrophaeus*の複合SSpではあるが，*B. subtilis*を含むことから同定結果としてはおおむね良好と判断した．*B. spizizenii*は旧学名である*B. subtilis* subsp. *spizizenii*としてデータベースに登録されているため，*B. subtilis*と*B. subtilis* ssp *spizizenii*（SARAMIS™ Premiumの結果は「*B. subtills* ssp *spizizenii*」と表示される）が候補として挙がったことはおおむね良好と判断できた．*B. amyloliquefaciens*はVITEK MS™ RUO SARAMIS™ Knowledge Base V4.14.0では別菌種との複合SSp（*Bacillus amyloliquefaciens/megaterium/coagulans*）として登録されているが，今回の測定では，この複合SSpは候補として挙がらず，低確率（結果の信頼性78.0～81.9％）で*B. subtilis*と同定された．*B. atrophaeus*は，同定結果は*B. subtillis*が競合するものの，*B. atrophaeus/subtilis*が候補として挙がっており，おおむね妥当な結果と判断している．一方，*B. mojavensis*と*B. vallismortis*はVITEK MS™ RUO SARAMIS™ Knowledge Base V4.14.0のデータベースにSSpが登録されていないため，*B. subtilis*，*B. atrophaeus/subtilis*，*B. subtilis* ssp *spizizenii*が候補として挙がった．

分離菌は*B. subtilis*単独または*B. subtilis*と*B. atrophaeus/subtilis*の2種が候補として挙がっており，少なくとも納豆菌が含まれる*B. subtilis*の可能性を示すに止まった．また，分譲菌株の測定結果ではデータベースに登録されていない*B. mojavensis*と*B. vallismortis*は，高い結果の信頼性で*B. subtilis*，*B. atrophaeus/subtilis*，*B. subtilis* ssp *spizizenii*が候補として挙がっており，仮にSSpを作成しても*B. subtilis*との識別が困難であることが示唆された．

表 7.2.1 分離菌株の同定結果（292 データ）

	直接塗布-マトリックス処理*1		エタノール・ギ酸処理*2	
	菌株数	割合	菌株数	割合
同定の可否				
同定可（合計）	289	99.0%	287	98.3%
同定可（候補単独）	117	40.1%	146	50.0%
同定可（複数候補）	172	58.9%	141	48.3%
同定不可	3	1.0%	5	1.7%
結果の信頼性				
>99.9%	284	98.3%	271	94.4%
99.9-90.0%	3	1.0%	8	2.8%
90.0-80.0%	2	0.7%	7	2.4%
80.0−75.0%	0	0.0%	1	0.3%

*1：同定結果（直接塗布 - マトリックス処理）：*Bacillus subtilis*（単独）117 菌株；*Bacillus atrophaeus/subtilis*（単独）0 菌株；*B. subtilis-Bacillus atrophaeus/subtilis*（2 種）157 菌株；*B. subtilis-B. subtilis* ssp *spizizenii*（2 種）9 菌株，3 種 6 菌株

*2：同定結果（エタノール・ギ酸処理）：*Bacillus subtilis*（単独）144 菌株；*Bacillus atrophaeus/subtilis*（単独）2 菌株；*B. subtilis-Bacillus atrophaeus/subtilis*（2 種）141 菌株

表 7.2.2 分譲菌株の同定結果（80 データ）

	直接塗布-マトリックス処理*1		エタノール・ギ酸処理*2	
	菌株数	割合	菌株数	割合
同定の可否				
同定可（合計）	79	98.8%	27	33.8%
同定可（候補単独）	35	43.8%	23	28.8%
同定可（複数候補）	44	55.0%	4	5.0%
同定不可	1	1.3%	53	66.3%
結果の信頼性				
>99.9%	59	73.8%	8	10.0%
99.9-90.0%	8	10.0%	3	3.8%
90.0-80.0%	8	10.0%	13	16.3%
80.0−75.0%	4	5.0%	3	3.8%

*1: 同定結果（直接塗布 - マトリックス処理）：*Bacillus subtilis*（単独）35 菌株；*Bacillus atrophaeus/subtilis*（単独）0 菌株；*B. subtilis-Bacillus atrophaeus/subtilis*（2 種）20 菌株；*B. subtilis-B. subtilis* ssp *spizizenii*（2 種）23 菌株，3 種 1 菌株

*2：同定結果（エタノール・ギ酸処理）：*Bacillus subtilis*（単独）23 菌株；*B. subtilis-Bacillus atrophaeus/subtilis*（2 種）3 菌株；*B.subtilis-B.subtilis* ssp *spizizenii*（2 種）23 菌株

3） デンドログラムによる識別の検討

VITEK MS™ Plus-SARAMIS™ のデンドログラムは Taxonomy rel.（相対的な差異と類似性：一致する質量の割合）と Taxonomy abs.（絶対的な結果：一致する質量の数）とがあり，同定に用いる標準スペクトルである SSp 作成時に用いるマススペクトルの品質確認に用いられる．品質の良好な SSp を作成するためには，Taxonomy rel. では一致率が＞65％で同一菌種，＞70％で同一菌株の目安とされているので，それ以上の一致率の値が，Taxonomy abs. では 50 ～ 70，またはそれ以上のマススペクトルの一致がそれぞれ必要とされている．また, 経験則ではあるが, Taxonomy rel. の一致率が＜50％となる場合は，異なる菌種と推測できるものの，この場合の

デンドログラムによる近縁関係は本来の近縁関係を反映していないようである．

この点を考慮すると，VITEK MS™ Plus-SARAMIS™ を用いて測定した際に，仮に同定結果が得られない場合であっても，Taxonomy rel. でデンドログラムを作成し，その一致率を確認することで比較した各菌株が同一菌種であるか否かを推測することが可能となる．酵母の事

表 7.2.3　洋菓子から分離された酵母の VITEK MS™-SARAMIS™ 同定結果

name	sample[*1]	%	family	genus	species	datacount	matrix
JFR_000_1796_2A1[c]	Sample-5aF-1_02	99.9 99.9	Family Endomycetaceae Family Saccharomycetaceae	*Pichia* *Candida*	*anomala/ciferrii*[*2] *pelliculosa*[*3]	245	CHCA
JFR_000_1800_1J1[c]	Sample-4bFE-1	0.0				186	CHCA
JFR_000_1800_1K4[c]	Sample-4bF-1	0.0				269	CHCA
JFR_000_1800_1K3[c]	Sample-4aF-1	86.8	Family Saccharomycetaceae	*Candida*	*guilliermondii*[*4]	257	CHCA
JFR_000_1794_1L2[c]	Sample-3b-1	99.9	Family Metschnikowiaceae	*Metschnikowia*	*pulcherrima*	217	CHCA
JFR_000_1800_1K2[c]	Sample-3aF-1	77.0	Family Saccharomycetaceae	*Candida*	*guilliermondii*	266	CHCA
JFR_000_1800_1I4[c]	Sample-2bFE-1	0.0				223	CHCA
JFR_000_1800_1K1[c]	Sample-2bF-1	0.0				266	CHCA
JFR_000_1800_1I3[c]	Sample-2aFE-1	0.0				180	CHCA
JFR_000_1800_1J4[c]	Sample-2aF-1	0.0				260	CHCA
JFR_000_1800_1I2[c]	Sample-1cFE-1	0.0				190	CHCA
JFR_000_1800_1J3[c]	Sample-1cF-1	0.0				268	CHCA
JFR_000_1800_1I1[c]	Sample-1bFE-1	0.0				271	CHCA
JFR_000_1800_1J2[c]	Sample-1bF-1	0.0				192	CHCA
JFR_000_1794_1J4[c]	Sample-1aF-1	99.0 87.2	Family Saccharomycetaceae Family Saccharomycetaceae	*Candida* *Candida*	*zeylanoides*(consoY-32) *zeylanoides*	230	CHCA

*1 F: Folmic acid treatment, FE: Ethanol-Folmic acid treatment
*2 *Pichia anomala*: Current name *Wickerhamomyces anomalus*, *Pichia ciferrii*: Current name *Wickerhamomyces ciferrii*
*3 *Candida pelliculosa*: Current name *Wickerhamomyces anomalus*
*4 *Candida guilliermondii*: Current name *Meyerozyma guilliermondii*

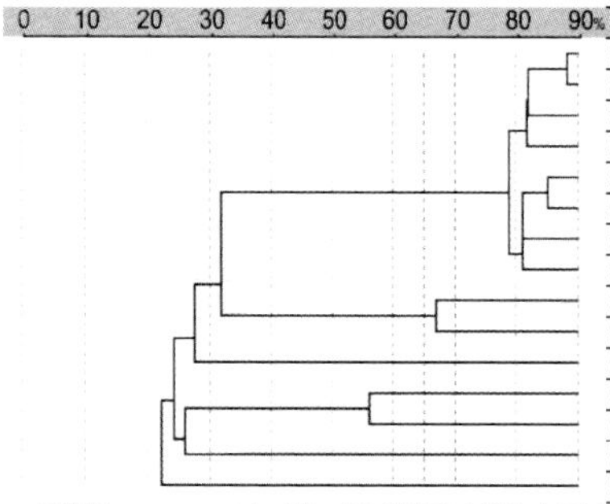

Sample	datacount	Identification(SARAMIS)	
Sample-2aFE-1	180		
Sample-2bFE-1	223		
Sample-4bFE-1	186		
Sample-1cFE-1	190		
Sample-2bF-1	266		
Sample-2aF-1	260		
Sample-1cF-1	268		
Sample-4bF-1	269		
Sample-1bF-1	192		
Sample-1bFE-1	271		
Sample-5aF-1	245	*Pichia anomala/ ciferrii, Candida pelliculosa*[*1,*2,*3]	99.9, 99.9
Sample-4aF-1	257	*Candida guilliermondii*[*4]	86.8
Sample-3aF-1	266	*Candida guilliermondii*	77.0
Sample-1aF-1	230	*Candida zeylanoides* consoY-32_F_, *Candida zeylanoides*	99.0, 87.2
Sample-3bF-1	217	*Metschnikowia pulcherrima*	99.9

*1 網掛けは% match 80 %以上で複数の菌種が候補とした挙がった測定結果を示す
*2 *Pichia anomala*: Current name *Wickerhamomyces anomalus*, *Pichia ciferrii*: Current name *Wickerhamomyces ciferrii*
*3 *Candida pelliculosa*: Current name *Wickerhamomyces anomalus*
*4 *Candida guilliermondii*: Current name *Meyerozyma guilliermondii*

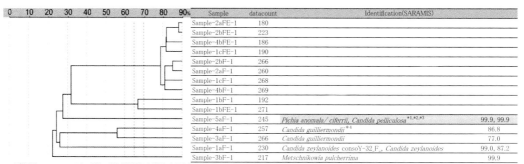

図 7.2.1　洋菓子から分離された酵母のデンドログラム（Taxonomy rel., シーケンスデータ反映前）

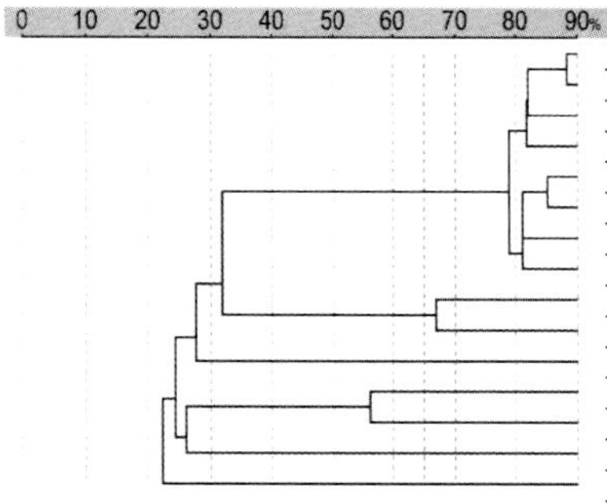

Sample	datacount	Identification(SARAMIS)	
Sample-2aFE-1	180	*Sporobolomyces carnicolor*	99.9
Sample-2bFE-1	223	*Sporobolomyces carnicolor*	99.9
Sample-4bFE-1	186	*Sporobolomyces carnicolor*	99.9
Sample-1cFE-1	190	*Sporobolomyces carnicolor*	99.9
Sample-2bF-1	266	*Sporobolomyces carnicolor*	99.9
Sample-2aF-1	260	*Sporobolomyces carnicolor*	99.9
Sample-1cF-1	268	*Sporobolomyces carnicolor*	99.9
Sample-4bF-1	269	*Sporobolomyces carnicolor*	99.9
Sample-1bF-1	192	*Papiliotrema flavescens*	99.0
Sample-1bFE-1	271	*Papiliotrema flavescens*	99.9
Sample-5aF-1	245	*Pichia anomala/ ciferrii, Candida pelliculosa*[*1,*2,*3]	99.9, 99.9
Sample-4aF-1	257	*Meyerozyma carpophila/guilliermondii, Candida guilliermondii*[*1,*4]	99.9, 86.8
Sample-3aF-1	266	*Meyerozyma carpophila/guilliermondii, Candida guilliermondii*	99.9, 77.0
Sample-1aF-1	230	*Candida zeylanoides* consoY-32_F_, *Candida zeylanoides*	99.0, 87.2
Sample-3bF-1	217	*Metschnikowia pulcherrima*	99.9

*1 網掛けは% match 80 %以上で複数の菌種が候補とした挙がった測定結果を示す
*2 *Pichia anomala*: Current name *Wickerhamomyces anomalus*, *Pichia ciferrii*: Current name *Wickerhamomyces ciferrii*
*3 *Candida pelliculosa*: Current name *Wickerhamomyces anomalus*
*4 *Candida guilliermondii*: Current name *Meyerozyma guilliermondii*

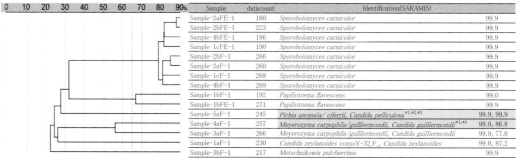

図 7.2.2　洋菓子から分離された酵母のデンドログラム（Taxonomy rel., シーケンスデータ反映後）

例ではあるが以下にデンドログラムを作成した場合の有効性を示した．**表 7.2.3** は洋菓子 5 検体から検出した酵母 9 菌株について VITEK MS™ Plus-SARAMIS™ を用いて同定した結果であるが，データベース内に該当する菌種の SSp が存在せず，ほとんどの菌株で同定結果が得られなかった．そこで，これらのマススペクトルデータを用いて，デンドログラム（Taxonomy rel.）を作成すると（**図 7.2.1**），試験に用いた菌株は 6 つのクラスターにわけられることが判明した．同定結果が得られなかったクラスターに所属する菌株からそれぞれ 1 菌株を選択し，LSU の D1D2 領域でシーケンスを実施して同定した．標準スペクトル（SSp）を作成し，この結果を基に所属を確定して同定できなかったマススペクトルデータを再同定すると，**図 7.2.2** のようにすべての菌株で同定結果が得られた．ここで示す通り，一致率が 65％以上となるクラスターでは結果の信頼性 99.9％以上で同定結果が得られ，同一菌種と判断することができた．したがって，仮に同定結果が得られなくとも，デンドログラムを作成することで，試験した微生物の共通性を確認できる可能性が示唆された．そこで，得られた分離菌 32 株と分譲菌株 10 株のマススペクトルデータを用いて，デンドログラムを作成した（**図 7.2.3**，**7.2.4**）．分離菌は一致率の高い各 2 データを，分譲菌株は 4 データ

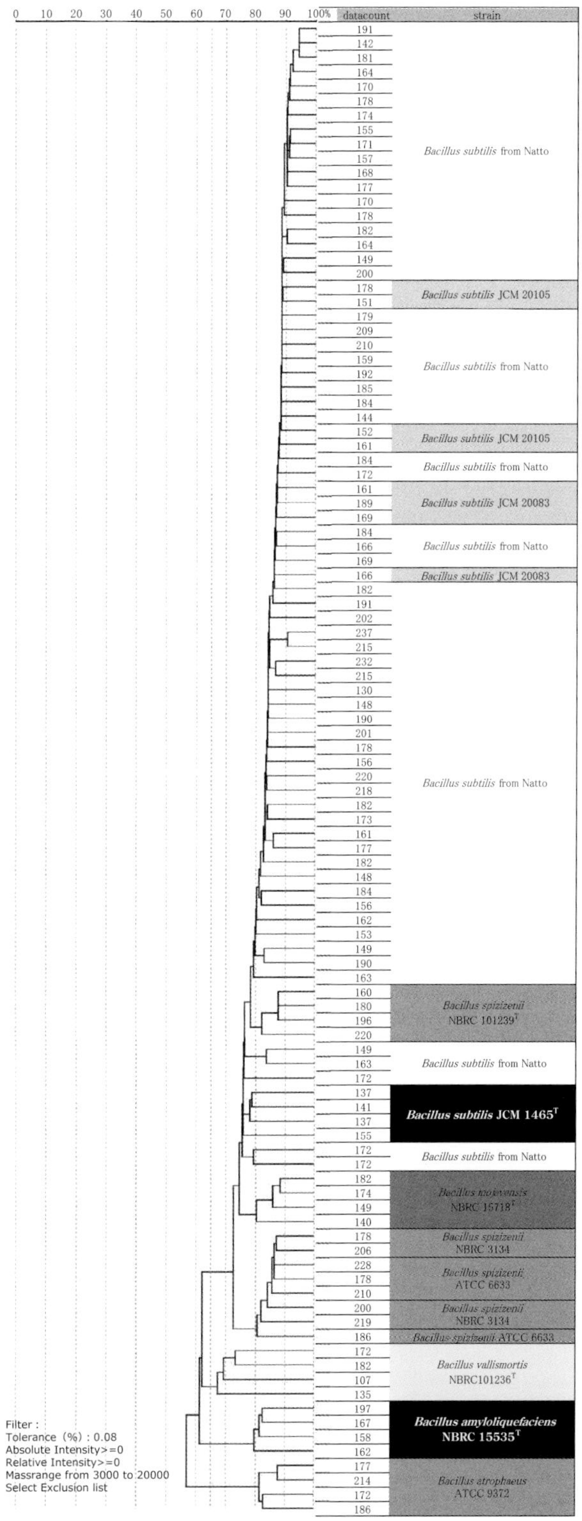

図 7.2.3　直接塗布-マトリックス処理で得られたマススペクトルを基に作成したデンドログラム（Taxonomy rel.）

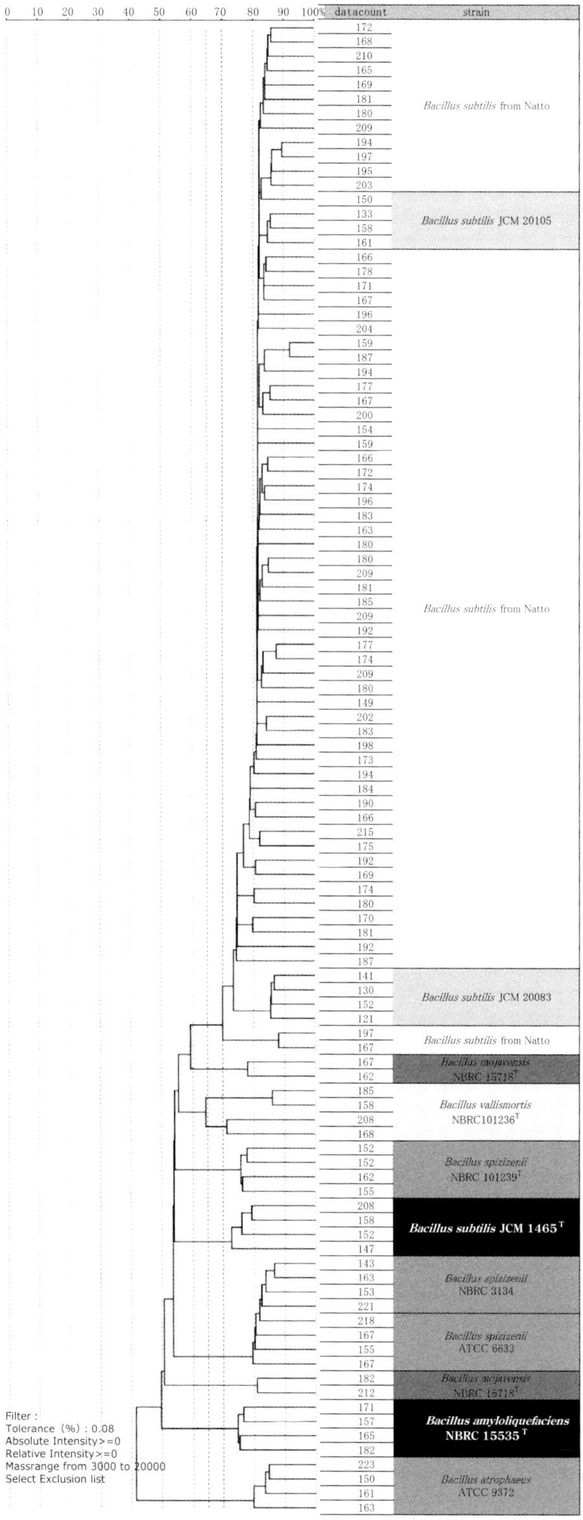

図 7.2.4　エタノール・ギ酸処理で得られたマススペクトルを基に作成したデンドログラム（Taxonomy rel.）

をそれぞれ用いた．

直接塗布–マトリックス処理（図7.2.3）では，分離菌は *B. subtilis* JCM 20083，*B. subtilis* JCM 20105 の納豆由来の *B. subtilis* に加えて，*B. spizizenii* 3株と，*B. subtilis* JCM 1465^T，*B. mojavensis* とともに一つのクラスターを形成し，これらの菌株の一致率は同一菌株の目安である70％を上回り，識別することは困難と判断された．一方，エタノール・ギ酸処理（図7.2.4）では，分離菌は *B. subtilis* JCM 20083，*B. subtilis* JCM 20105 の納豆由来の *B. subtilis* とともにクラスターを形成し，他の分譲菌との一致率は同一菌種の目安である65％を下回った（最大で *B. mojavensis* NBRC 15718 と約59％の一致）．この結果から，*Bacillus subtilis* group の各菌株のエタノール・ギ酸処理を行ったマススペクトルデータを用いてデンドログラムを作成する簡易タイピングであれば納豆由来の *Bacillus subtilis*，すなわち，納豆菌を識別が可能であると示唆された．

参考として，MALDI Biotyper® (Bruker Daltonics) を用いた場合を以下に示した．菌株は分離菌25株，分譲菌株はVITEK MS™ Plus-SARAMIS™ と同じ菌株を用いた．培養はVITEK MS™ Plus-SARAMIS™ と同様に行い，タンパク抽出方法はエタノール・ギ酸処理を用い各菌株に付き2回測定した．MALDI Biotyper® を用いた同定では，分離菌はすべての測定で候補が挙がった．測定した 50 データの内 48 データ（96.0%）で ***Bacillus subtilis***（best match/2nd best match）が候補として挙がり（score value：2.066 ～ 2.454），2 データ（4.0%）で ***B. halotolerans***（best match）/***B. subtilis***（2nd best match）となり（score value：2.273，2.464/2.243，2.410），良好な結果となっている．***B. subtilis*** の分譲菌株の 3 株は score value が 1.823 ～ 2.419 とやや幅が認められたが，いずれも B. ***subtilis*** と同定されている．MALDI Biotyper® のデータベースには ***B. amyloliquefaciens*** と ***B. vallismortis*** の MSP データが登録されているため，***B. amyloliquefaciens*** NBRC 15535T（score value：1.757, 2.156）および ***B. vallismortis*** NBRC 101236T（score value：1.807, 2.231）は的確に同定された．***B. spizizenii***，***B. mojavensis***，***B. atrophaeus*** は MSP が登録されていないため，***B.subtilis*** が候補として挙がるか not reliable となった．

MALDI Biotyper® ではデフォルトで 2 種のデンドログラム作成することが可能である．一つは作成した MSP（Main Spectra）を基に比較し類似性を示す MSP デンドログラムで，もう一つは得られたマススペクトルデータを基に主成分解析を行い，類似性を示す PCA（Principal component analysis）デンドログラムである．測定した分離菌と分譲菌株のマススペクトルデータを用い 2 種のデンドログラムを作成した．MSP デンドログラムでは（**図 7.2.5**），分離菌は ***B. subtilis*** JCM 20105 とともに独立したクラスターを形成したが，***B. spizizenii*** NBRC 3134 および ATCC 6633 が当該クラスターに含まれた．また，納豆由来である ***B. subtilis*** JCM 20083 は当該クラスターから外れた．MSP デンドログラムは一部で検討課題はあるものの，おおむね，納豆菌の独立したクラスターを形成しているものと判断した．一方，PCA デンドログラムでは（**図 7.2.6**），分離菌のみから成るクラスターを形成したものの，一部の分離菌は分譲菌とともに別のクラスターを形成した．一般に PCA デンドログラムでは同属同種内の菌株レベルの関係

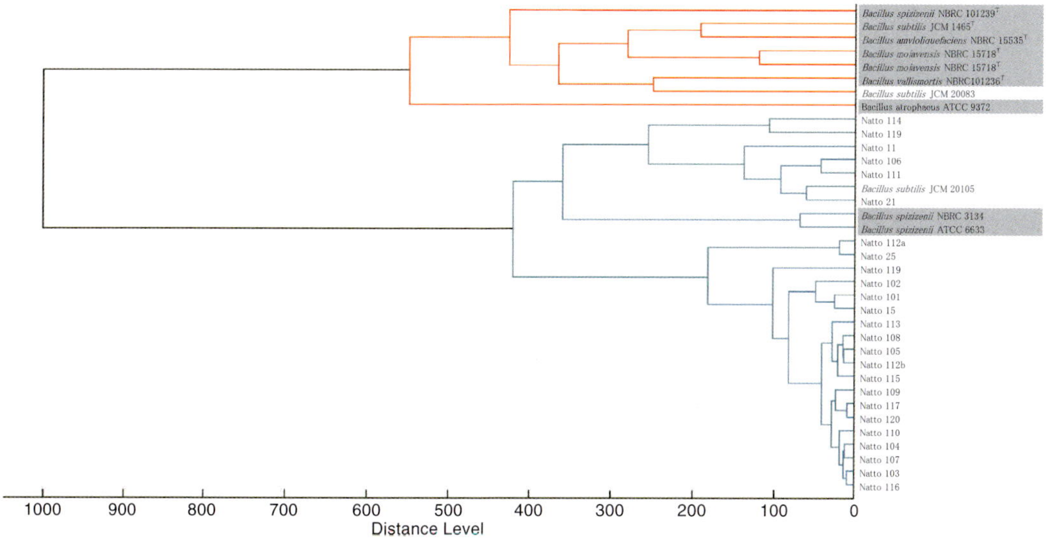

図 7.2.5　納豆菌と ***B. subtilis*** group のマススペクトルを基に作成したデンドログラム（MALDI Biotyper：MSP）

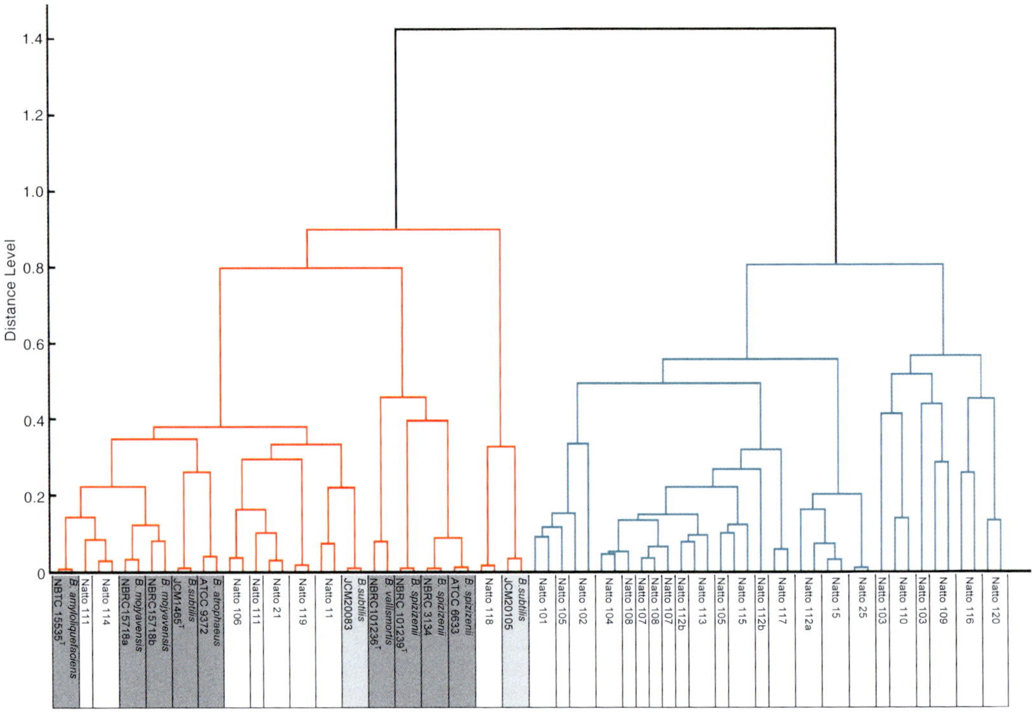

図 7.2.6　納豆菌と *B. subtilis* group のマススペクトルを基に作成したデンドログラム（MALDI Biotyper：PCA）

を見ることに適しているとされており，*B. subtilis* group 内の納豆菌の識別にはあまり適していないと考えられた．*Saccharomyces cerevisiae* の菌株間の比較・解析において，VITEK MS™ Plus-SARAMIS™ の Taxonomy rel. で作成したデンドログラムでは試験した菌株は用途別のクラスターを形成せず，ほぼすべて同一のクラスターとなったのに対して，MALDI Biotyper® の PCA デンドログラムは，用途別のクラスターを形成している（未公開データ）．それぞれの解析ソフトのアルゴリズムの違いによるものではあるが，非常に興味深い結果である．

納豆菌は *B. subtilis* の一部であり VITEK MS™ Plus-SARAMIS™ を用いた同定でも，*B. subtilis* または *B. subtilis* group の菌種が候補に挙がり，識別は困難であった．一方で，納豆菌と *B. subtilis* group の菌種を用いたデンドログラムではエタノール・ギ酸処理を行うことで納豆菌が独立したクラスターを形成した．したがって，納豆菌の識別には，SCD 寒天培地に画線塗抹して，35℃，15 ～ 19 時間，培養時に水分がこもらないように平板培地を入れるビニール袋の口は閉めずに培養した菌株を用い，VITEK MS™ Plus-SARAMIS™ にて *B. subtilis* または *B. subtilis*, *B. atrophaeus/subtilis* と同定されたマススペクトルデータを，あらかじめ準備した，納豆菌–*B. subtilis* group の spectra set とともにデンドログラムを作成・比較することで識別できる可能性が示唆された．MALDI-TOF MS を用いることは，検出した好気性芽胞形成細菌について納豆菌であるか否かを確認する試験の時間短縮ならびに結果を確認する別法としての重要性が確認できた．

■原著論文

馬場浩 ら．日本食品保蔵科学会誌．2023; 49: 123-130.

■参考文献

1) 澤村 眞．農学会報，1905; 67: 1-9.
2) Smith NR, *et al*. Aerobic mesophilic sporeforming bacteria, U.S. Dept. Agr. Misc. Pub., 559 (1946).
3) List of Prokaryotic names with Standing in Nomenclature, https://www.bacterio.net/ (2024.02.27)
4) 納豆試験法研究会．納豆試験法（初版），光琳 (1990).
5) Nishito Y, *et al*. BMC Genomics, 2010; 11: 243.
DOI: 10.1186/1471-2164-11-243
6) 木村啓太郎．モダンメディア，2015; 61: 338-344.
7) Dunlap CA, *et al*. Antonie Van Leeuwenhoek, 2020; 113: 1-12.
DOI: 10.1007/s10482-019-01354-9
8) Patel S, Gupta RS. *Int. J. Syst. Evol. Microbiol*. 2020; 70: 406-438.
DOI: 10.1099/ijsem.0.003775
9) Gordon, R.E. *et al*. The Genus *Bacillus*, Agriculture Handbook no. 427, United States Department of Agriculture, Washington, D.C.
10) 木村啓太郎．食糧その科学と技術，2007; 45: 61-76.
11) 馬場 浩 ら．日本食品保蔵科学会誌，2023; 49: 123-130.

（馬場　浩）

第８章　MALDI-TOF MSによる糸状菌同定法の標準化

―微生物同定の弱点克服に向けて―

8.1　糸状菌の同定における検査法とMALDI-TOF MSの現状

糸状菌はいわゆる「カビ」の中でも菌糸を形成するカビで，基本的に細胞形態を有する酵母とは異なる種類のカビである．食品衛生上，糸状菌の同定は，カビ毒産生性菌種等の観点からも重要である．食品検査における糸状菌の同定は，食品衛生検査指針微生物編（2018）[1]や衛生試験法・注解[2]，「Studies in Mycology」（CBS-KNAW Fungal Biodiversity Centre）の各シリーズなどの成書によるが，主に抗菌薬のクロラムフェニコールを添加したポテトデキストロース寒天（Potato Dextrose Agar：PDA）培地からカビの分生子等を白金鉤で採取してプレパラートを作製し，顕微鏡検査による形態観察により上記の成書等と形態を比較することにより行う．必要に応じてツァペック酵母エキス寒天培地（Czapek yeast extract agar：CYA）や麦芽エキス寒天培地（Malt extract agar：MEA）などの培地に継代し，さらに詳細に形態を観察する場合もある．

顕微鏡を用いた形態観察による同定法は，微細な構造等を見分ける技術力が必要であり個人の経験値に大きく左右されることから，正確に同定ができるようになるまでにはかなりの時間と熟練を要するという問題点がある．正確な菌種同定が必要な場合にはDNAを抽出し，リボソーム大サブユニットの26S rRNAのD1D2領域や18Sと26Sのサブユニットの間にあるスペーサーであるITS（Internal Transcribed Spacer）領域をターゲットとした塩基配列解析を実施する．これらの領域でも識別が難しい*Aspergillus*属菌や*Penicillium*属菌，*Fusarium*属菌のような菌種では，さらにβ-tubulinやCalmodulin，elongation factorなどの遺伝子を用いて塩基配列解析を行う場合もある．

塩基配列解析法は形態観察に比べ個人の知識量によらず正確な同定が可能である一方，手技が煩雑で日数を要する上に菌種によっては複数領域の遺伝子解析を要する．また，マイナーな菌種では公共データベースであるGenbankやMycobankに登録されている登録数が少なく，同定が難しいという問題もある．

細菌の同定手法として普及しつつあるMALDI-TOF MSには，細菌のライブラリー以外にもカビのライブラリーとして酵母に加えて糸状菌のライブラリーも搭載可能である．糸状菌は，細菌や酵母で用いられるセルスメア法，オンプレートギ酸法，エタノール・ギ酸抽出法では同定困難であることから，製造メーカーから前処理法として，液体培地を用いた方法が提案されている．この方法では，菌体を接種した液体培地を回転培養することで，分生子の形成を抑制し，菌糸のみを効率的に発育させせることによりタンパク質の抽出を安定して行うことが可能となる．このメーカー標準のプロトコールでは，再現性高く同定が可能である一方で，糸状菌の分離培地から液体培養，エタノール・ギ酸抽出法までに数日を要し，顕微鏡観察に比べると迅速性に欠ける．また，糸状菌は様々な発育ステージごとに多様なタンパク質を発現すると考えられることから，培養日数による誤差が生じ，細菌に比べて再現性が低いという問題もある．さらに，MALDI-TOF MS の同定精度はライブラリーの登録種数や 1 菌種あたりの登録株数が影響するが，細菌や酵母と比較して市販の糸状菌ライブラリーはいずれも少ないため，同定可能な菌種が限られているのが現状である．特に食品から頻繁に検出される *Aspergillus* 属菌や *Penicillium* 属菌などは，以前のバージョンに比べて菌種数が増加しているが，まだ登録数が少ない．病原菌や食中毒菌などにターゲットがある程度絞られている細菌に比べて，環境から分離される糸状菌は種類が膨大であることから，ライブラリーの充実度が相対的に低くなってしまうということも挙げられる．その結果，日常検査として手軽に利用することは難しくなっている．このような課題があるために，MALDI-TOF MS を用いた菌種同定は，細菌では DNA 塩基配列解析法と並んで標準的な手法となりつつあるが，糸状菌の同定には日常的に活用されるには至っていない．医学文献データベースの Pubmed に投稿された論文件数の推移を見ても，酵母や糸状菌は細菌に比べて極端に少ないことから，このような状況が反映されていることがうかがわれる（**図 8.1**）．

そこで，本章では MALDI-TOF MS を用いた簡易かつ正確な糸状菌同定を目標として，糸状菌の前処理法についての検討と標準化に向けての取組について紹介する．

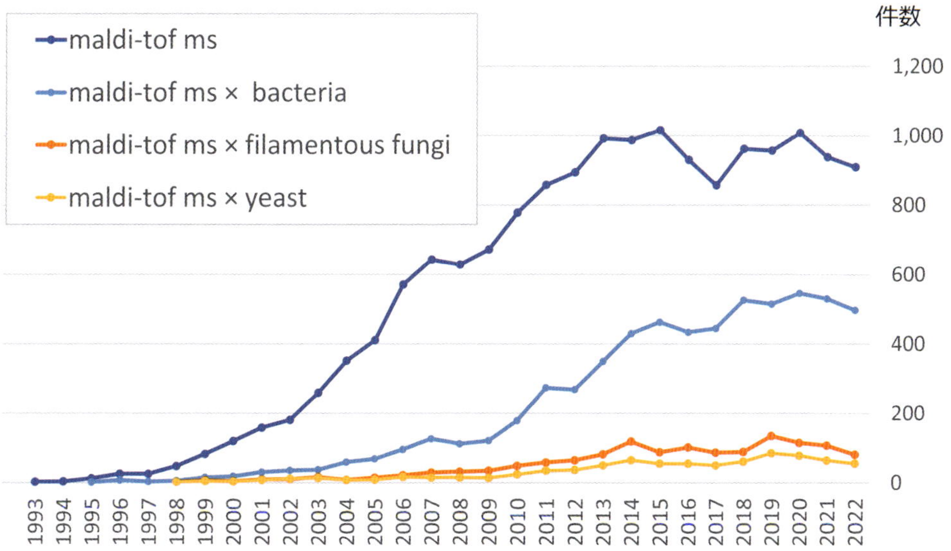

図 8.1　MALDI-TOF MS に関連した Pubmed 投稿論文件数の推移

8.2　MALDI-TOF MS による糸状菌同定法と課題解決のための検討

8.2.1　糸状菌の前処理法

MALDI-TOF MS を用いて糸状菌を同定するためには，細菌のように直接ターゲットプレート上に菌を塗布するダイレクトスメア法は難しいとされている．そこで製造メーカーの推奨する方法や文献等で紹介されている方法について以下で紹介する．試薬は LC/MS グレード以上のできるだけグレードが高いものを使用し，ギ酸（98 ～ 100%）は揮発しやすいため，使用直前に 70%に調整する．チューブやチップはプラスチックの可塑剤などが溶出しないものを使用する点に注意が必要である．

1）　液体培養法（Bruker 社推奨法）（図 8.2）

液体サブローブロス（BD221014 など）8 mL に菌を継代して回転ローターを用いて十分に菌体が確認できるまで培養する．培養温度はそれぞれの菌の最適生育温度に合わせる．ローターから培養後のチューブを外して 10 ～ 15 分間チューブを静置して，菌糸をチューブの底に集める．沈渣部分から最大 1.5 m L をピペットでチューブに回収し，13,000 rpm で 2 分遠心し，上清を除去する．1 mL の水（蒸留水以上のグレード）をチューブに加えて 1 分間ボルテックスする．13,000 rpm で 2 分間遠心し, 上清を除去する．この操作を数回繰り返して培地成分を除去する．沈渣に 300 µL の水を加えて懸濁し，さらに 900 µL の 99.5%エタノールを加えてボルテックスする．13,000 rpm で 2 分遠心した後，ピペットで上清を除去し，ペレットが多少湿った状態になる程度まで残りのエタノールを除去する．沈渣のサイズに応じて 70%ギ酸を加える（菌体

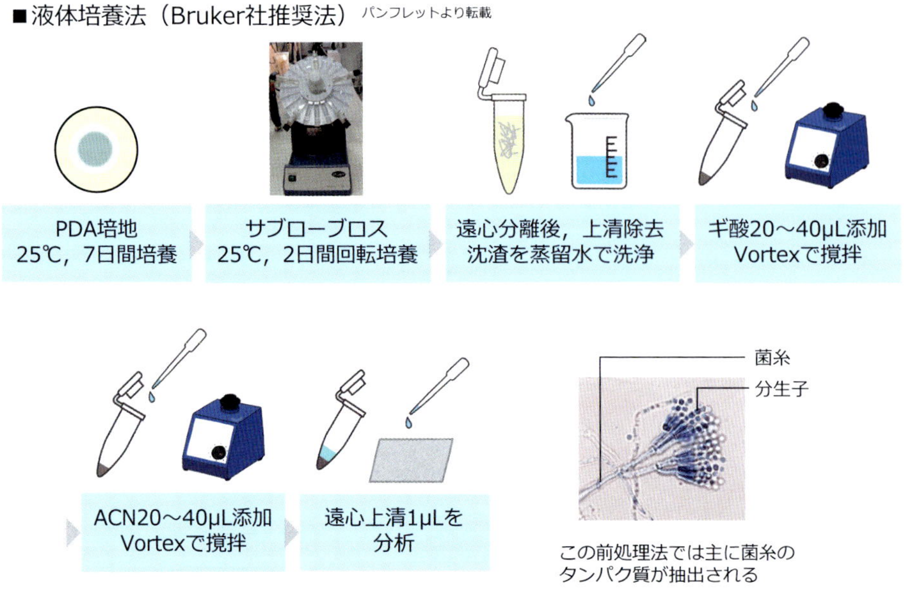

図 8.2　糸状菌の前処理法―液体培養法（Bruker 社推奨法）

全体が隠れる程度 10 ～ 50 μL)．ギ酸と等量のアセトニトリルを加え，十分に懸濁後，13,000 rpm で 2 分間遠心する．上清 1 μL をターゲットプレートに乗せて乾燥させる．HCCA マトリックス溶液（α -Cyano-4-hydroxycinnamic acid にアセトニトリル 50%，水 47.5%，トリフルオロ酢酸 2.5% の混合溶液を添加して溶解したもの）1 μL を添加して乾燥させて分析に供する．

2） NITE 法（*Aspergillus* の例）[3,4]

市販の PDA 培地上で 25℃，10 日間培養する．滅菌水で十分に湿らせた綿棒を用いて，培養した菌体のコロニーを半量（6 cm^2）程度掻き取り，少量（250 μL）の滅菌水を入れた 2.0 mL 滅菌チューブに懸濁後, 99.5% エタノール（1 mL）を添加して終濃度 80% にする．遠心分離（15,000 ×*g*, 2 分）にかけ, 上清を捨て, ピペットで吸い取るなどしてエタノールが残らないようにする．沈澱物に 70% ギ酸を 30 ～ 50 μL 加え，軽くボルテックスしてよく懸濁する．懸濁液にアセトニトリルを 30 ～ 50 μL（ギ酸と等量）加え, 軽くボルテックスして懸濁する．遠心分離（15,000×*g*, 2 分）にかける．上清 1 μL を測定用プレートのウェルに滴下し，自然乾燥させる．サンプル上に HCCA マトリックス溶液を 1 μL 滴下し，自然乾燥させる．

3）コンソーシアム検討法（図 8.3）

アメリカ国立衛生研究所の Lau 博士らが開発した抽出法[5]を一部改変し，コンソーシアム検討法とした．

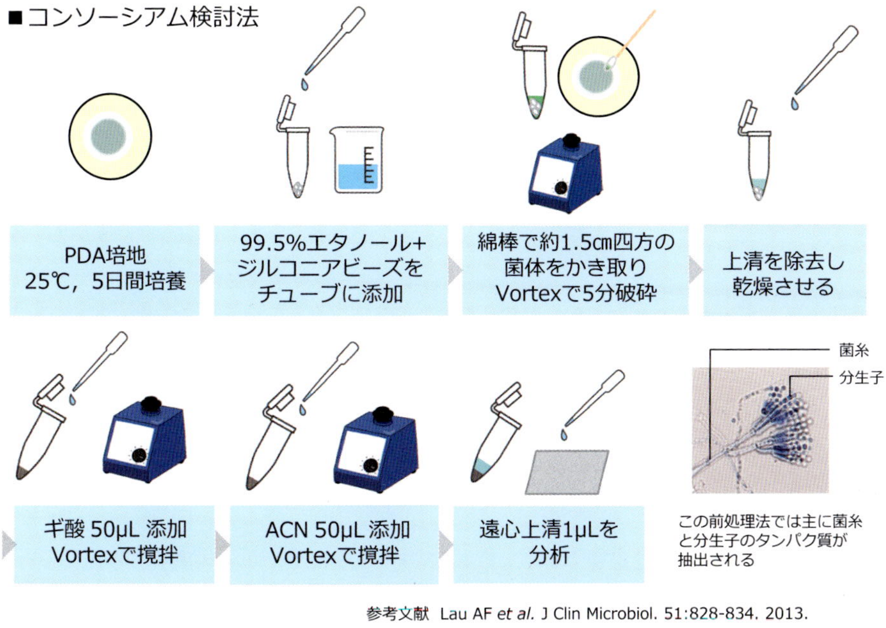

図 8.3 糸状菌の前処理法—コンソーシアム検討法

① PDA 培地上にカビを接種して 25℃で 5 日間培養する．（セロハン法[6]（脚注参照）で行うとカビをかき取りやすくなる）

② 滅菌綿棒（またはエーゼ：白金耳）を 99.5%エタノールに浸漬し，分生子形成部分を中心に培養プレートより中心部から辺縁部までを含むカビ（約 1.5 cm 四方）をかき取る．分生子が未形成の場合は菌糸をかき取る．菌塊が固い場合はニードルなどで寒天部分を取らないように注意しながら菌体部分のみをかき取る．

③ 1.5 mL のスクリューキャップチューブに約 0.1 g の 0.5 mm 径ジルコニアシリカビーズと 250 µL の 99.5%エタノールを入れ，カビを懸濁して最高速度で 3 ～ 5 分間ボルテックスする．ビーズ破砕機を利用してもよい．

④ チューブを遠心分離機で 9,500×*g*，2 分間遠心し，ピペットを用いてエタノールを除去する．

⑤ ペレットを 50 µL（菌体が多いときは浸る程度）の 70%ギ酸に懸濁し，1 分間ボルテックスする．

⑥ 50 µL（ギ酸と等量）のアセトニトリルを加え，再び 1 分間ボルテックスし，9,500×*g* で 2 分間遠心する．

⑦ 上清 1 µL をスポットし，サンプルを乾燥させた後，1 µL のマトリックス溶液をのせて乾燥させる．

8.2.2　コンソーシアム検討法による *Penicillium* 属菌を用いた同定精度の検証（表 8.1）

Penicillium 属菌 13 菌種 25 株について液体培養法とコンソーシアム検討法による前処理を実施して同定精度を比較検討した．液体培養法の同定精度（**検討 1**），コンソーシアム検討法の同定精度（**検討 2**，**検討 3**），培地の違いによるスコア値の変動（**検討 4**），試験者の違いによる手技のばらつき（**検討 5**），ライブラリー登録株の最適培養日数（**検討 6**）について以下に示す．

＜供試株＞

ライブラリー登録株は，コンソーシアム検討法で 10 菌種 10 株，液体培養法で 8 菌種 38 株とした．登録株を用いて作成したインハウスライブラリーを検証する株数は購入株 13 株，野生株 12 株で実施した．

＜前処理方法＞

液体培養法はサブローブロスで 25℃，2 日間培養後に抽出し，3 スポットのスコア平均値を

セロハン法[6]：PDA 培地上に糸状菌を接種する際に，PDA 培地上に滅菌したセロハンを置いてその上で培養を行うと，菌糸が培地に食い込むことなく，分生子のみを簡単にかき取ることが可能である．セロハンは防水処理のない半透膜で，色つきよりも透明なものを使用するとよい．培養するシャーレに入る大きさに切断した後，乾熱滅菌（180℃，2 時間）またはオートクレーブ滅菌（121℃, 20 分）したものを用いる．培地上に直接カビを接種した場合に比べて，カビの生育がやや遅くなる点に注意が必要である．

表 8.1　*Penicillium* 属菌を用いた同定精度の検証のための材料と方法

検討株：13菌種（ライブラリー登録用10株，検証用25株）

節	菌 種	ライブラリー登録株数		検討株数	
		コンソーシアム検討法	液体培養法*	購入株	野生株
Chrysogena	*Penicillium chrysogenum*	1	4	2	2
	Penicillium tardochrysogenum	1			2
Fasciculata	*Penicillium camemberti*		3	1	
	Penicillium cellarum	1			1
	Penicillium commune	1	1	2	
	Penicillium crustosum	1	1		1
	Penicillium polonicum				1
	Penicillium viridicatum	1		2	
Penicillium	*Penicillium digitatum*	1	10		2
	Penicillium expansum	1	3	2	
	Penicillium italicum	1	12	2	1
Robsamsonia	*Penicillium griseofulvum*				1
Roquefortorum	*Penicillium roqueforti*	1	4	2	1

方法：ライブラリー登録株を PDA 培地で3日，5日，7日，10日間培養し，ライブラリーを作成
検討株で同じ前処理を行い，スコア値等を比較した．
液体培養（25℃，2日間培養）後に抽出し，3スポットの平均値を求めた．
* 市販ライブラリー（MBT Filamentous Fungi Library 4.0）

求めた．コンソーシアム検討法はPDA培地上にライブラリー登録株をそれぞれ3日間, 5日間, 7日間, 10日間25℃で培養し，マススペクトルを取得してインハウスライブラリーに登録した．検証株は3日間, 5日間, 7日間25℃で培養後，同じ前処理により分析し，スコア値を比較した．

＜ライブラリーの登録方法＞

インハウスライブラリーはメーカーが推奨する方法に従って，1株につきターゲットプレートに8スポットを添加し，3回繰り返し測定してマススペクトルを取得した後，最低20スペクトル以上を1つのMain Spectrum（MSP）として登録した．培養日数が異なるマススペクトルはそれぞれ培養日数ごとのMSPを作成した．液体培養法は糸状菌の市販ライブラリーMBT Filamentous Fungi Library 4.0（Bruker）を使用した．

1）　検討1：液体培養法（購入株）（表8.2）

各検証株3スポットの平均値は *Penicillium expansum*, *Penicillium italicum*, *Penicillium roqueforti*, *Penicillium chrysogenum* は平均スコア値2.0以上で同定可能であり，おおむね良好な同定精度であった．液体培養法では1株のみ登録されている *Penicillium commune* は近縁種の *Penicillium camemberti*（ライブラリーでは3株登録）とスコア値2.0以上で誤同定され，ライブラリー未登録の *Penicillium viridicatum* は *P. commune* と平均スコア値2.0以上で誤同定された．このことから回転培養により菌糸を中心に抽出する液体培養法は，登録株数が少ない場合は近縁種との識別が難しいことが示唆された．

表 8.2　検討 1　液体培養法（購入株）

菌株	Lib. 登録数	同定結果	平均スコア値
P. expansum	3	*P. expansum*	2.000
P. italicum	12	*P. italicum*	2.285
P. commune	1	*P. camemberti* /*P. commune*	2.12/2.13
P. viridicatum	0	*P. commune*	2.060
P. roqueforti	4	*P. roqueforti*	2.280
P. chrysogenum	4	*P. chrysogenum*	2.025

・*P. expansum*，*P. italicum*，*P. roqueforti*，*P. chrysogenum* の平均スコア値は 2.0以上であった.
・*P. commune* は近縁種の *P. camemberti* と誤同定された.
・ライブラリー未登録の *P. viridicatum* は *P. commune* と誤同定された.

2）　検討 2：コンソーシアム検討法（購入株）（表 8.3）

液体培養法で登録された市販ライブラリーとコンソーシアム検討法で登録したインハウスライブラリーの両方を同時に参照して菌種同定を行った．分生子形成が不十分な株は同定精度が低かったが，分生子形成が十分な株は早い株では培養 3 日から，遅い株でも培養 5 日からスコア値2.0以上で正確に同定可能であった.分生子形成が不十分な株は液体培養法のライブラリーに 1.7 ～ 1.8 の平均スコア値で同定された場合があった．*Penicillium italicum* は分生子形成が

表 8.3　検討 2　コンソーシアム検討法（購入株）

スコア値 2.00 以上　　スコア値 1.99～1.70

購入株	菌株	3日		5日		7日	
		判定	スコア	判定	スコア	判定	スコア
P. chrysogenum	NBRC6223	○	1.82	○	1.95	×	
P. chrysogenum	NBRC9250	×		○液体	1.80	○液体	1.73
P. commune	NBRC7728	×		○	2.15	○	2.21
P. commune	NBRC7746	×		○液体	1.86	×	
P. expansum	NBRC6096	○	2.41	○	2.41	○	2.40
P. expansum	JCM22823	○	2.52	○	2.46	×	
P. italicum	NBRC8958	○液体	2.09	○	1.87	○	1.87
P. italicum	NBRC9419	○液体	2.19	○	2.02	○	1.86
P. roqueforti	JCM22843	○	2.61	○	2.59	○	2.43
P. roqueforti	NBRC4622	○	2.47	○	2.49	○	2.15
P. viridicatum	NBRC8178	×		×		×	

○：同定可能　　×：同定不能　　○液体 ：液体培養法のライブラリーで同定可能　　：分生子形成不良株

・分生子形成が不十分または未熟の株は液体培養のライブラリーにヒットした.

十分であったが，培養 3 日では液体培養法のライブラリーでスコア値 2.0 以上で同定され，培養 7 日ではコンソーシアム検討法のライブラリーで同定可能であったが，平均スコア値が低くなった（1.86 および 1.87）.

3）検討 3：コンソーシアム検討法（野生株）（表 8.4）

野生株は検証数が少なかったが，分生子形成がいずれも十分であり，*P. chrysogenum*，*P. digitatum*，*P. italicum* および *P. roqueforti* は 3 日，5 日，7 日のいずれの培養日数でもスコア値が 2.0 を超え，培養日数によらず良好な精度で同定可能であった.

表 8.4　検討 3　コンソーシアム検討法（野生株）

菌種	菌株	3日		5日		7日	
		菌種	スコア	菌種	スコア	菌種	スコア
P. chrysogenum	TMP25180	○	2.13	○	2.28	○	2.31
P. digitatum	TMP25170	○	2.46	○	2.32	○	2.27
P. digitatum	TMP25188	○	2.41	○	2.31	○	2.34
P. italicum	TMP25159	○	2.30	○	2.15	○	2.04
P. roqueforti	TMP25198	○	2.65	○	2.63	○	2.62

○：同定可能

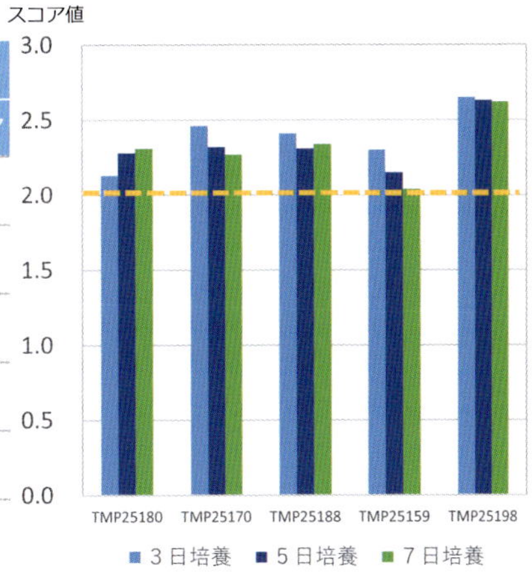

野生株の同定精度は培養日数によらず良好であった.

4）検討 4：培地の違いによるスコア値の変動（表 8.5）

菌株を異なる培地に接種してコンソーシアム検討法で前処理を行った場合，培地の違いがスコア値に与える影響について検証した．検証する株は購入株を用いて，ライブラリー登録は PDA 培地で，検証する培地は菌種同定の際によく用いられる CYA 培地と MEA 培地を用いて，ライブラリーとのマッチングを行った．その結果，*P. viridicatum* の CYA 培地 7 日培養以外のケースでは，平均スコア値が 2.0 以上で良好な同定精度を示し，MEA は 3 日培養で，CYA は 7 日培養でスコア値が高くなる傾向が見られたが，培地の違いによるスコア値への影響はおおむね少ないものと考えられた.

表 8.5　検討 4　培地の違いによるスコア値の変動

ライブラリー登録：PDA 培地　　検証：CYA 培地，MEA 培地

菌種	培地	3日		5日		7日	
		菌種	スコア値	菌種	スコア値	菌種	スコア値
P. viridicatum	CYA	*P. viridicatum*	2.48	*P. viridicatum*	2.44	*P. viridicatum*	1.86
P. expansum	CYA	*P. expansum*	2.29	*P. expansum*	2.30	*P. expansum*	2.44
P. roqueforti	CYA	*P. roqueforti*	2.15	*P. roqueforti*	2.25	*P. roqueforti*	2.59
P. italicum	CYA	*P. italicum*	2.29	*P. italicum*	2.18	*P. italicum*	2.54
P. chrysogenum	CYA	*P. chrysogenum*	2.51	*P. chrysogenum*	2.48	*P. chrysogenum*	2.50
P. viridicatum	MEA	*P. viridicatum*	2.58	*P. viridicatum*	2.36	*P. viridicatum*	2.05
P. expansum	MEA	*P. expansum*	2.52	*P. expansum*	2.57	*P. expansum*	2.40
P. roqueforti	MEA	*P. roqueforti*	2.54	*P. roqueforti*	2.52	*P. roqueforti*	2.33
P. italicum	MEA	*P. italicum*	2.44	*P. italicum*	2.42	*P. italicum*	2.42
P. chrysogenum	MEA	*P. chrysogenum*	2.52	*P. chrysogenum*	2.33	*P. chrysogenum*	2.34

CYA：ツァペック酵母エキス寒天培地, MEA:麦芽エキス寒天培地　　スコア値2.00以上　　スコア値1.99～1.70

・培地を変更してもおおむね正しく同定可能であった．

5）検討 5：試験者の違いによる手技のばらつき（表 8.6）

コンソーシアム検討法では PDA 平板上に生えたカビをかき取って抽出する工程が含まれることから，試験者 3 名により前処理を実施し，試験者による手技のばらつきがスコア値に影響

表 8.6　検討 5　試験者の違いによる手技のばらつき

試験者 C がライブラリー作成　➡　試験者 A,B,C が同一 PDA 平板からかき取り抽出

スコア値 2.00 以上　　スコア値 1.99～1.70　　スコア値 1.70 未満

菌種	株	試験者A		試験者B		試験者C（ライブラリー作成者）	
		判定	スコア	判定	スコア	判定	スコア
P. crustosum	N4	○	2.34	○	2.68		
P. crustosum	A5	×	1.65	○	2.50	○	2.61
P. tardochrysogenum	P12	*P. chrysogenum*	1.98	○	2.53		
P. tardochrysogenum	S56	○	1.91	○	2.44	○	2.39
P. tardochrysogenum	S57	×	1.34	×	1.67	○	1.99
P. chrysogenum	S14	○	2.25	*P. tardochrysogenum*	2.33	*P. tardochrysogenum*	2.46
P. cellarum	W11	○	2.36	○	2.41		
P. cellarum	W17	○	1.91	○	1.94	○	2.25

・試験者が変わると同定精度にばらつきが出た．
・同定精度はかき取りの強度の違いの可能性があった．
・*P. chrysogenum* と *P. tardochrysogenum* はいずれの試験者も正しく同定できなかった．

するかを確認した．インハウスライブラリー作成は試験者 C が行った．試験者 A および B は 4 菌種 8 株について，試験者 C はライブラリー登録株を除く 4 菌種 5 株について 25℃，3 日培養および 5 日培養を行い，コンソーシアム検討法により前処理を行った．試験は 3 スポットを実施し，その平均値を比較した．その結果，試験者が変わると同定精度に若干のばらつきが出た．ヒアリングの結果，PDA 平板からのかき取り強度の違いが同定精度に影響している可能性が考えられた．このことから，かき取り強度や範囲は誰が実施してもインハウスライブラリー登録時と同様になるように，マニュアル等の整備や現場での OJT が必要であると考えられた．またかき取り強度の差を少なくするためには，セロハン法などのかき取り強度の影響を受けにくい方法により前処理を行うことが有効であると考えられた．さらに，*P. chrysogenum* と *P. tardochrysogenum* はいずれの試験者も正しく同定できなかったことから，この 2 菌種は試験者の手技によるばらつきではなく，この 2 菌種が近縁であるために正確な同定が難しかったものと考えられた．

6） 検討 6：ライブラリー登録株の最適培養日数（表 8.7）

糸状菌は発育ステージに応じて異なるタンパク質を発現すると考えられるため，培養日数により少しずつ MSP が異なることが推測される．コンソーシアム検討法ではインハウスライブラリー作成時に 3 日間，5 日間，7 日間，10 日間等の複数の培養日数で各々のマススペクトルを取得して各 MSP を登録することにより，糸状菌の同定精度を向上させることができる．し

表 8.7 検討 6 ライブラリー登録株の最適培養日数

菌 種		登録ライブラリーの培養日数別のスコア平均値				
		3日	5日	7日	5日及び10日	3日及び7日
購入株	*Penicillium chrysogenum*	1.97	1.90	2.08	1.98	2.09
	Penicillium expansum	2.13	2.05	2.23	2.12	2.24
	Penicillium expansum	1.73	1.81	1.89	2.08	1.82
	Penicillium italicum	1.59	1.67	1.80	1.90	1.78
	Penicillium italicum	1.73	1.81	1.89	2.08	1.82
	Penicillium roqueforti	1.82	1.72	1.86	1.70	1.87
	Penicillium roqueforti	2.20	2.35	2.39	2.49	2.40
野生株	*Penicillium chrysogenum*	2.21	2.19	1.93	2.19	2.15
	Penicillium italicum	1.24	2.04	2.26	2.30	2.26
	Penicillium roqueforti	2.47	2.53	2.65	2.57	2.65
スコア平均値		1.94	2.03	2.15	2.19	2.16
株数	<1.70	9	5	1	2	4
	1.70-1.99	6	9	9	6	5
	2.00<	15	16	20	22	21

単独のライブラリーよりも培養日数を 2 種類組み合わせるとスコア値が高くなった．

かし，このような詳細なデータ取得方法を実施した場合，同定精度が上がる一方で，ライブラリー登録のための前処理の工数が増え，現実的ではない．そこで，高いスコア値で様々な培養日数の株が同定可能となる最適培養日数を調べることを目的として，4菌種4株の培養日数を3日, 5日, 7日, 10日としてそれぞれのマススペクトルを取得し, 各MSPを作成して登録した．次に，検証株4菌種10株を用いて培養日数を3日間，5日間，7日間とし，同様にコンソーシアム検討法で抽出し，①3日間，②5日間，③7日間をそれぞれ単独のマススペクトルのみで同定した場合と, ④5日と10日, ⑤3日と7日を同時に登録して同定した場合の5つのパターンの場合に，どのパターンが最も平均スコア値が高くなるかを調査した．試験は3スポット実施して，その平均スコア値を求めた．

その結果，菌種および菌株によりばらつきが見られたがライブラリーの登録MSPが単独のマススペクトル1パターンのみの場合は，7日培養が最も平均スコア値が高くなり，平均スコア値2.0以上の株数が最も多くなった．2つのライブラリーを組み合わせて同定した場合は，いずれもスコア平均値は2.1以上になったが，5日培養と10日培養を組み合わせたパターンの方がスコア平均値は高く，平均スコア値2.0以上の株数が最も多くなった．

8.2.3　塩基配列解析法とMALDI-TOF MS法に見る類縁菌種の同定精度

検討2および**検討3**の結果をデンドログラムで表すと大きく8つのクラスターに分かれた(**図8.4**)．クラスターごとの解析結果は以下の通りであった．

1）*P. chrysogenum* clade（図8.5）

P. chrysogenum と *P. tardochrysogenum* は *Chrysogena* 節に含まれる菌種であるが，1つのクレードに混在し識別することが出来なかった．*P. tardochrysogenum* は2012年に *P. chrysogenum* の再分類により新たに提案された菌種である[7]．この2菌種はβ-tubulin遺伝子の塩基配列解析で識別することが可能であるが，イントロン領域に5つのSingle Nucleotide Variant（SNV)，エクソン領域に2つのSNVが存在していた．しかし，エクソン領域のSNVはいずれも同義置換であるSilent SNVでアミノ酸変異はなかった．MALDI-TOF MSでは主にリボソームタンパク質を分析していることから，このようなアミノ酸に変異が現れないSNVについては識別することができない．このため，イントロンなどのアミノ酸配列に翻訳されない領域や，アミノ酸配列に翻訳されるエクソン領域でもアミノ酸に変異を生じないSNVの場合は，マススペクトルの違いとして現れないことから，MALDI-TOF MSを用いた真菌の同定においては塩基配列解析法よりも同定精度が低くなる可能性があると考えられた．*Robsamsonia* 節の *P. griseofulvum* は単独でクレードを作った．

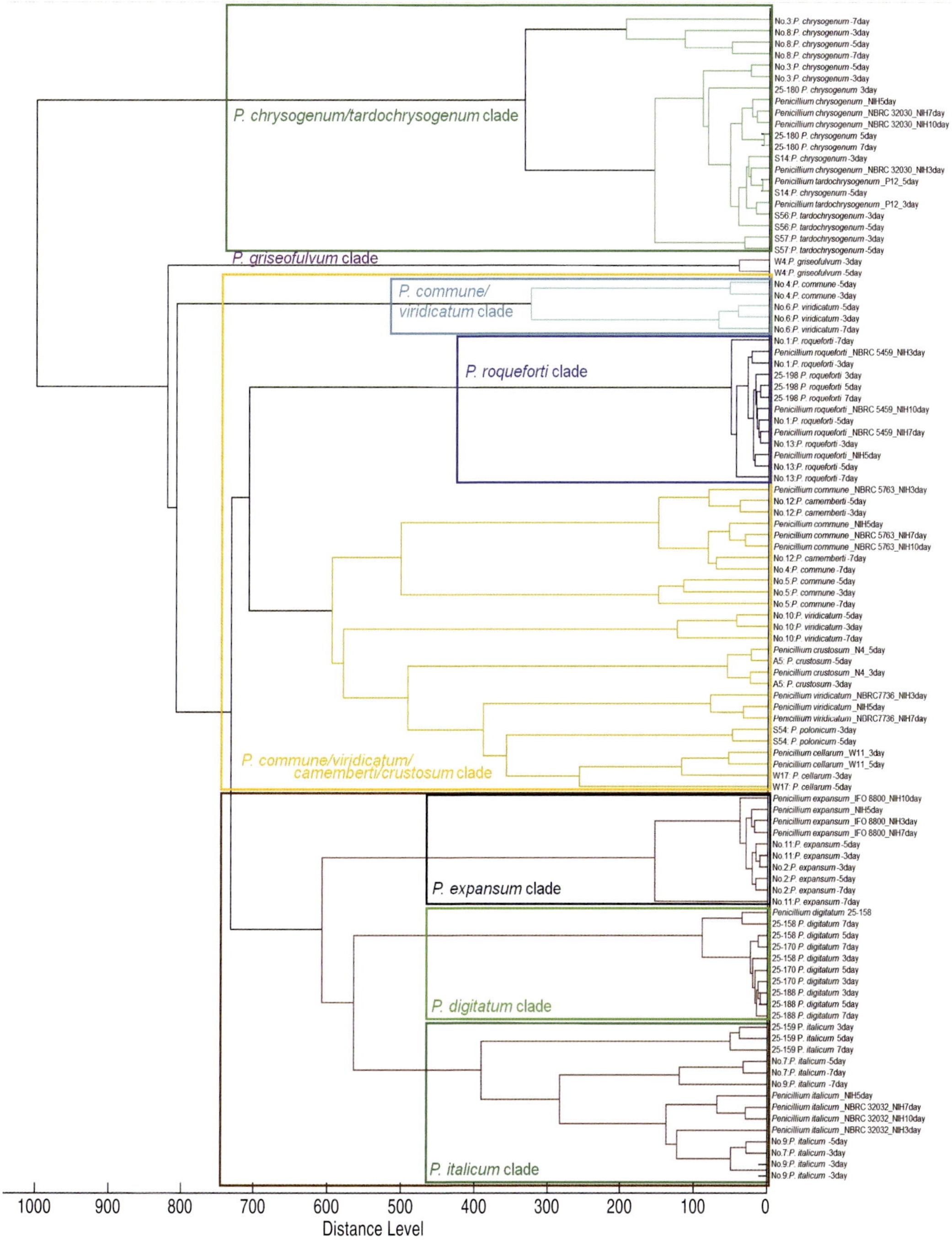

図 8.4　*Penicillium* subgenus *Penicillium* の系統樹

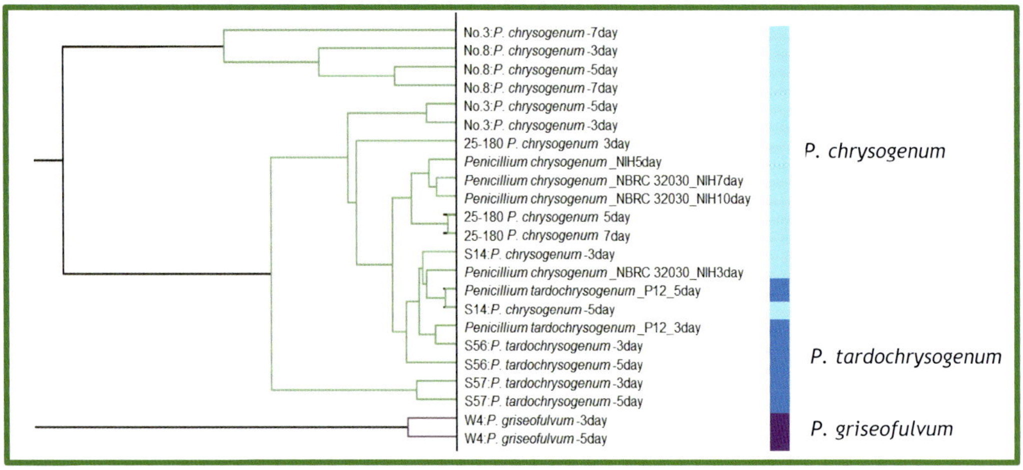

β-tubulin遺伝子のSNPs

菌種	イントロン領域 (intron SNP)					エクソン領域 (silent SNP)	
	16	126	241	242	266	281	350
P. chrysogenum	T	G	-	-	G	A	C
P. tardochrysogenum	C	G/A	G	A	G/A	G/A	T

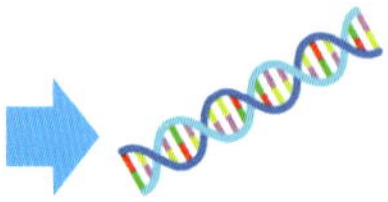

アミノ酸変異なし

P. chrysogenum と *P. tardochrysogenum* は1つのクレードに混在した.
MALDI-TOF MS法は塩基配列解析法よりも類縁菌種では同定精度が低くなる可能性がある.

図 8.5　*P. chrysogenum/tardochrysogenum* clade, *P. griseofulvum* clade

2)　*P. commune/viridicatum/camemberti/crustosum/polonicum/cellarum*, *P. roqueforti* clade（図 8.6）

P. commune, *P. viridicatum*, *P. camemberti* および *P. crustosum* は互いに混在しており，コンソーシアム検討法による前処理では識別できなかった．これら4菌種は Frisvad と Samson の2004年の β-tubulin 遺伝子の塩基配列解析に基づく分類では，*Viridicata* 節に含まれているが[8)]，β-tubulin 遺伝子の塩基配列解析でも *P. commune* と *P. camemberti* は識別できない．このような類縁菌種の正確な同定は，MALDI-TOF MS 単独では難しく，培養法など他の方法との組み合わせによる同定が必要と考えられた．*Roquefortorum* 節の *P. roqueforti* は単独のクレードとなった．

3)　*P. expansum*, *P. digitatum*, *P. italicum* clade（図 8.7）

Penicillium 節に分類されるこれらの菌種は，すべての株がそれぞれ同一のクレードに帰属した．

8.2.4　検討結果のまとめ

コンソーシアム検討法を用いた *Penicillium* subgenus *Penicillium* の菌種レベルの同定は，分

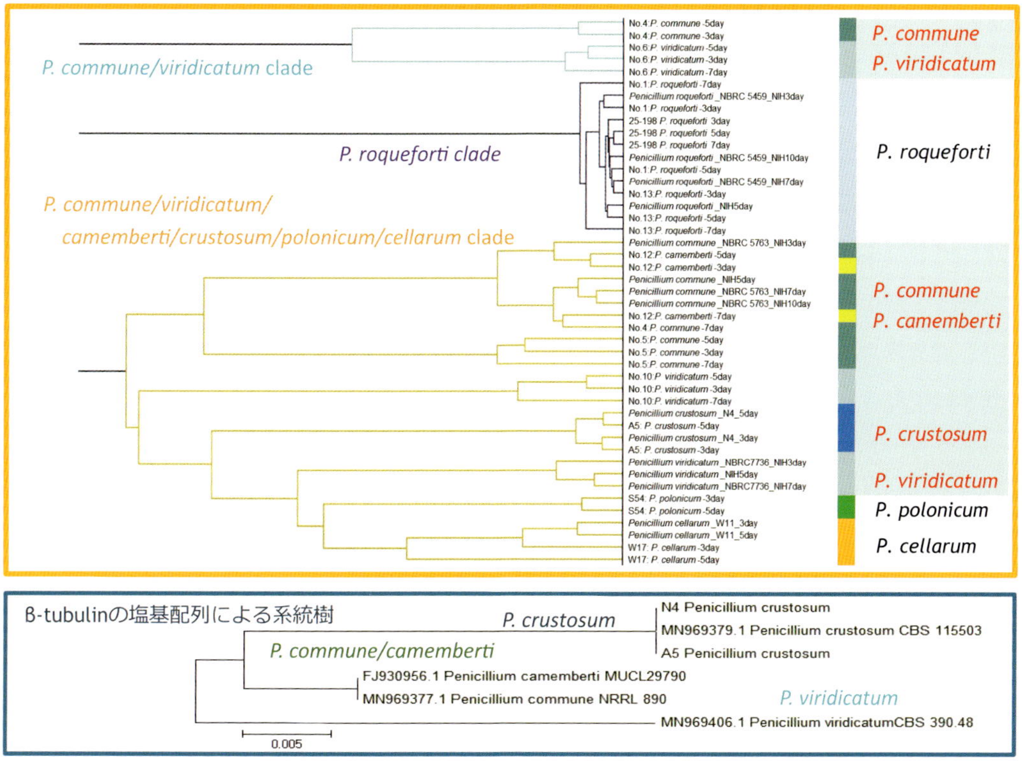

P. commune, *P. camemberti*, *P. viridicatum*, *P. crustosum* は１つのクレードに混在した.
⇒近縁種の正確な同定は難しい.

図 8.6　*P. commune/viridicatum/camemberti/crustosum/polonicum/cellarum*, *P. roqueforti* clade

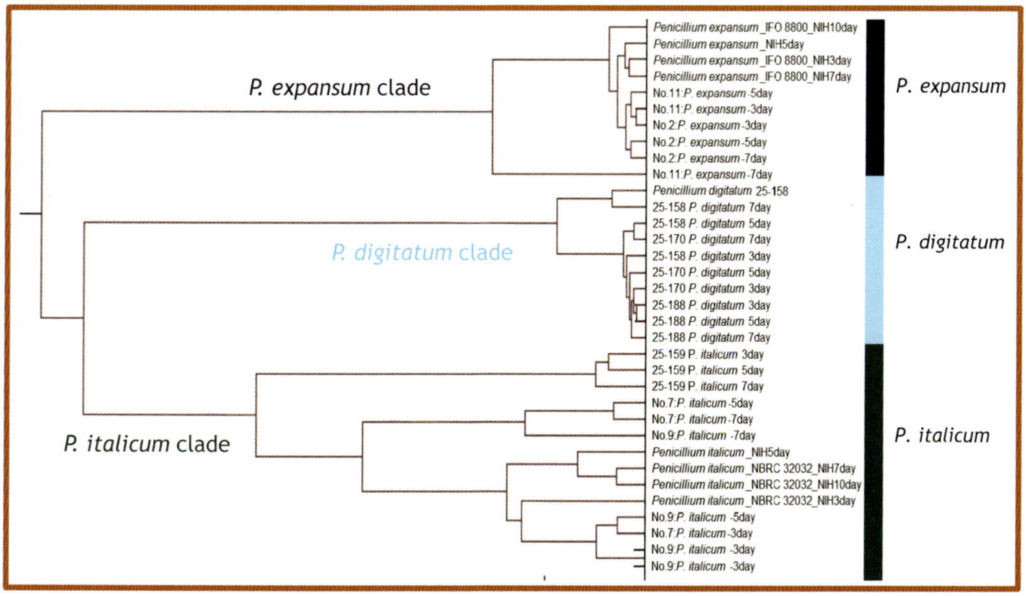

P. expansum, *P. digitatum*, *P. italicum* はそれぞれ同一のクレードに帰属した.

図 8.7　*P. expansum*, *P. digitatum*, *P. italicum* clade

生子形成が十分な場合は可能な菌種が多いが，近縁種は液体培養法と同様に識別が困難であった．PDA 培地, MEA 培地, CYA 培地では培地の違いによるスコア値に大きな差は見られなかった．

コンソーシアム検討法は糸状菌の菌糸に加えて胞子のタンパク質も抽出される方法であることから，分生子形成が不十分または不良の場合や培養日数が短い場合は，主に菌糸のタンパク質が抽出される液体培養法のライブラリーにマッチングする場合があった．分生子形成が不十分な菌種や株の場合は培地の変更や培養日数の延長，液体培養法を用いるなど，株の状態を見ながらより良い手法を選択する必要があると考えられた．また，分生子形成が良好な場合は，培養3日でもコンソーシアム検討法や液体培養法のライブラリーで同定可能であることから，ライブラリーは市販の液体培養法のライブラリーに加えてコンソーシアム検討法で前処理を行ったインハウスライブラリーを作成して両方を併用することにより同定精度がより向上すると考えられた．コンソーシアム検討法はメーカー推奨の液体培養法とおおむね大差ない精度で同定可能であり，前処理にかかる培養時間を短縮できることから，あらかじめインハウスライブラリーを作成することにより，簡易かつ迅速に日常的な糸状菌の同定が可能となることが期待される．

8.3　標準化に向けた今後の取り組みの展望

糸状菌を MALDI-TOF MS で同定するためには，何らかの前処理が必須であるが，ここで紹介した以外にも施設ごとに工夫や試行錯誤を重ね，より様々な方法が試みられているかもしれない．しかし，1 施設のみでインハウスライブラリーを構築する場合に比べて，複数施設で共有のライブラリーを構築することは，飛躍的にライブラリー登録数を増強して同定精度の向上を図ることが可能となる．そのため，複数施設でのライブラリー共有化にあたってはなるべく簡易的な前処理法で再現性の高い方法が望ましいと考えられる．2024 年 3 月現在，日本国内ではブルカーと島津製作所の 2 社の装置メーカーを中心にその装置の原理を利用した複数メーカーの MALDI-TOF MS が流通しているが，2 社のいずれの装置においても，コンソーシアム検討法は，複数の施設間において良好に同定可能であることが検証されている．したがって，現場におけるかき取り法の実践などの OJT や前処理法のマニュアルの整備により，人事異動などにより検査担当者が交代することがあっても安定した精度で同定できるものと考えられる．

これまでは *Aspergillus* 属菌の一部や *Penicillium* 属菌の一部について前処理法の検討を行ってきた．しかし，食品から分離される糸状菌は多岐にわたる上，近年の分析機器の精度向上や分子遺伝学的手法を用いた分類学の発展により，糸状菌の分類はより細分化されている．今後はさらに様々な菌種に対象を広げて検証を積み重ねつつ，より充実したインハウスライブラリーを構築していくことが望まれる.

■参考文献

1) 食品衛生検査指針　微生物編，改訂第2版，日本食品衛生協会，東京（2018）
2) 日本薬学会：衛生試験法・注解，金原出版，東京（2020）
3) MALDI-TOF MS 微生物同定のための NITE プロトコール（NITE HP より）
https://www.nite.go.jp/nbrc/industry/maldi/maldiprotocol.html（最終確認日：2024.4.5）
4) Ban S, Kasaishi R,Kamijo T, *et al*. An exploratory MALDI-TOF MS library based on SARAMIS superspectra for rapid identification of Aspergillus section Nigri, *Mycoscience*, 2021; 62(4): 224-232.
https://www.jstage.jst.go.jp/article/mycosci/62/4/62_MYC535/_article/-char/ja/
5) Lau AF, Drake SK, Calhoun LB, *et al*. Development of a clinically comprehensive database and a simple procedure for identification of molds from solid media by matrix-assisted laser desorption ionization–time of flight mass spectrometry, *J. Clin. Microbiol*. 2013; 51: 828-834.　doi: 10.1128/JCM.02852-12
6) Fleming A, Smith G. Some methods for the study of moulds, *Trans. Br. Mycol. Soc*., 1944; 27: Issue 1-2 ,13-19.
7) Houbraken J, Frisvad JC, Seifert KA, *et al*. New penicillin-producing Penicillium species and an overview of section Chrysogena. *Persoonia*, 2012; 29: 78-100.　doi: 10.3767/003158512X660571.
8) Samson RA, Frisvad JC. *Stud. Mycol*. 2004; 49: 1-173.

（上原さとみ）

第9章　食の安全・安心確保に向けた微生物同定用途以外の新しい試み

―セレウスグループの低温増殖性リスクやセレウリド産生リスクの評価―

9.1　セレウスグループ低温増殖性リスク評価におけるアプローチ

MALDI-TOF MSによる微生物解析法は簡便で迅速な手法として知られ，臨床微生物分野だけでなく，食品微生物分野においても活用が進んでいる[1,2]．本項では，リスク評価の新しいアプローチとして，MALDI-TOF MSによるセレウスグループ（*Bacillus* cereus group）の低温増殖性評価手法を紹介する．

9.1.1　*Bacillus cereus* groupと低温増殖性

B. cereus groupは，食中毒菌として知られる*Bacillus cereus*と遺伝学的に近縁な菌種のグループである．殺虫タンパク質を産生する*Bacillus thuringiensis*や炭疽菌として知られる*Bacillus anthracis*など，20を超える菌種が本グループに分類されている[3,4]．このうち*Bacillus mycoides*および*Bacillus weihenstephanensis*（*B. mycoides*の heterotypic synonym）は7℃という低温でも増殖する[5,6]．したがってこれらの菌が食品に存在すると，食品衛生法において保存温度が10℃以下と定められている場合でも，食品の特性により増殖する可能性がある．賞味期限内に品質劣化を引き起こす可能性もあり，チルド流通食品の微生物管理を行う上で重要な微生物と認識されている[5,6]．このような背景から*B. cereus* groupの中でも*B. mycoides*と*B. weihenstephanensis*を正確かつ迅速に同定する手法が求められている．MALDI-TOF MSの活用が期待されるところではあるが，*B. cereus* groupに属する菌種の多くはMALDI-TOF MSマススペクトルのプロファイルパターンが類似している．一般的な微生物同定用ソフトウェアでは*B. cereus* group内の複数の菌種が同定候補として挙がることになり，正確に菌種を同定することは難しい．そこで我々は，プロファイルパターンを利用するフィンガープリント法ではなく，特定のピークをバイオマーカーとするバイオマーカー法を利用し，7℃増殖性を示す菌種（*B. mycoides*および*B. weihenstephanensis*）を他の*B. cereus* groupと識別する手法について検討した．

9.1.2　*S10*-GERMS法による微生物識別法

バイオマーカー法は既に菌種同定や菌株識別に活用されているが[7]，バイオマーカーの選定法として，我々は *S10*-GERMS（*S10-spc-alpha* operon Gene Encoded Ribosomal protein Mass Spectrum）法を利用した[8,9]．*S10*-GERMS 法は，*S10-spc-alpha* オペロンにコードされるリボソームサブユニットタンパク質をバイオマーカーとし，MALDI-TOF MS を用いて菌株を識別する手法である．微生物のリボソームサブユニットタンパク質は培養条件によらず発現する．また菌体に占める割合が多く，微生物同定における一般的な MALDI-TOF MS 解析条件（*m/z* 2000 ～ 20000）において主要なピークとして観測される．菌種や菌株間でアミノ酸配列が僅かに異なる場合があり，ピークパターンを利用した菌種同定や菌株識別用のバイオマーカーとして利用しやすい．さらにリボソームサブユニットタンパク質のうち約半数に相当する 25 種以上が *S10-spc-alpha* オペロンにコードされている．このため，*S10-spc-alpha* オペロンの塩基配列を解読して各リボソームサブユニットタンパク質の理論質量を算出することにより，バイオマーカーを効率的に見出すことができる．本手法により選定したバイオマーカーを用いてバチルス属やスフィンゴモナス属の菌種を同定した事例や，*Listeria monocytogenes* や腸管出血性大腸菌の菌株を識別した事例などが報告されている[10-13]．

9.1.3 *Bacillus cereus* group 低温増殖性評価用バイオマーカーの探索

S10-GERMS 法を利用してバイオマーカーを探索するため，菌株分譲機関より *B. weihenstephanensis* NBRC 101238 を入手し，*S10-spc-alpha* オペロンを中心にリボソームサブユニットタンパク質遺伝子の塩基配列を解読した．得られた塩基配列情報を用いて DNA baser（Heracle BioSoft S. R. L., Arges, Romania）により ORF（Open Reading Frame）を決定した．アミノ酸配列情報に基づく分子量を ExPASy proteomics server の Compute pI/Mw tool（http://au.expasy.org/tools/pi_tool.html）により算出し，さらに翻訳後修飾として，N-末端則に基づく N-末端メチオニン残基の切断の有無を確認した．すなわち N-末端のメチオニンの隣に位置するアミノ酸残基がグリシン，アラニン，セリン，プロリン，バリン，スレオニン，システインのいずれかである場合にアミノペプチダーゼの作用により N 末端のメチオニンが切断されるとして，メチオニンの質量 131.19 を差し引いた．また，MALDI-TOF MS で観測されるイオンは主として水素イオン付加分子$[M+H]^+$であるため，プロトンの質量 1.01 Da を加えて理論質量とした．以上の手順により *B. weihenstephanensis* NBRC 101238 についてリボソームサブユニットタンパク質帰属用のデータベースを構築した．さらに *B. cereus* group の主要菌種の基準株として，*B. cereus* NBRC 15305^T，*B. thuringiensis* NBRC 101235^T，*B. mycoides* NBRC 101228^T について，既報[7]にて算出されたリボソームサブユニットタンパク質の理論質量を確認した．

これらの 4 菌株を LB 寒天培地に塗抹して 30℃で 16 時間培養した．生育したコロニーを採取し MALDI-TOF MS 分析プレートに塗布した．これに 1.5 μL の 30％（v/v）ギ酸を滴下してピペッティングし，さらにマトリックスとして 1.5 μL の 10 mg/mL シナピン酸を加えてピペッティングした．風乾後，MALDI-TOF MS 測定に供した（**表 9.1**）．マススペクトルの質量補

正には *Pseudomonas putida* KT2440 を用いた．すなわち，本菌株の菌体抽出物を MALDI-TOF MS で測定後，L36（*m/z* 4435.3），L29（*m/z* 7173.3），S10（*m/z* 10753.6）および L15（*m/z* 15190.4）の 4 つのリボソームサブユニットタンパク質を用いてキャリブレーションを実施した．

各菌株のマススペクトルを確認し，ピークの観測質量とリボソームサブユニットタンパク質の理論質量を比較した．ピークの検出感度や再現性を考慮した上で，合計 20 個のリボソームサブユニットタンパク質をバイオマーカー候補として選定し，質量値データベースを作成した

表 9.1　MALDI-TOF MS 測定条件

MALDI-TOF MS	AXIMA Confidence	（島津製作所）
	AXIMA Performance	（島津製作所）
	Autoflex speed	（Bruker Daltonics）
測定モード	Positive linear mode	
測定範囲	*m/z* 2000～20000	（低温増殖性評価用）
	m/z 800～15000	（低温増殖性およびセレウリド産生能評価用）
	m/z 800～2000	（セレウリド産生条件評価用）

表 9.2　*Bacillus cereus* group 4 菌種のリボソームサブユニットタンパク質 質量値データベース

	B. cereus NBRC 15305ᵀ	*B. thuringiensis* NBRC 101235ᵀ	*B. mycoides* NBRC 101228ᵀ	*B. weihenstephanensis* NBRC 101238
L36	4334.4	4334.4	4334.4	4334.4
L34	5171.2	5171.2	5171.2	5171.2
L32	6263.5	6263.5	6263.5	6263.5
L30	**6425.6**	**6439.6**	**6425.6**	**6425.6**
L28	6793.0	6793.0	6793.0	6793.0
S14	7165.6	7165.6	7165.6	7165.6
L35	7365.7	7365.7	7365.7	7365.7
L29	7769.1	7769.1	7716.1	7716.1
S18	8683.3	8683.3	8699.3	8699.3
S20	**9211.6**	**9227.6**	**9271.6**	**9271.6**
S16	**9987.6**	**9987.6**	**9972.6**	**9987.6**
S15	10430.0	10430.0	10430.0	10430.0
S19	10498.2	10498.2	10525.2	10525.2
L24	11229.3	11229.3	11215.3	11215.3
S10	**11553.5**	**11567.5**	**11567.5**	**11567.5**
L22	12536.7	12536.7	12564.8	12564.8
L18	13107.0	13094.9	13066.9	13066.9
L20	13481.9	13481.9	13454.9	13454.9
S09	14360.6	14360.6	14359.6	14359.6
S12	15370.0	15370.0	15370.0	15370.0

*太字は低温増殖性評価用バイオマーカーを示す．

(**表 9.2**)．このうち，4 個のリボソームサブユニットタンパク質（L30, S20, S16, S10）における質量差のパターンを確認することにより，*B. mycoides* および *B. weihenstephanensis* の識別が可能と考えられた．これらを低温増殖性評価用バイオマーカーとして高精度細菌識別ソフトウェア Strain solution ver.2（島津製作所）に登録した．

9.1.4　*Bacillus cereus* group 低温増殖性評価用バイオマーカーの検証

B. cereus group 計 36 株を用いて，バイオマーカー（L30, S20, S16, S10）の識別精度を評価した．このうち 12 株は，*B. cereus* group 低温増殖性評価に用いられる従来法（コールドショックプロテイン遺伝子および 16S rRNA 遺伝子の塩基配列確認，牛乳中における 7℃増殖性確認試験）により，低温増殖性株と判断された [14]．他の 24 株はこれらの試験により低温増殖性を示さない菌株と判断された．すべての供試菌株を LB 寒天平板に塗抹して培養後，MALDI-TOF MS 法で分析した．培養条件や前処理条件，MALDI-TOF MS 測定条件は 9.1.3 に述べた通りである．

各供試菌株のマススペクトルを Strain solution ver.2 に登録したバイオマーカーにより解析した．結果，従来法で低温増殖性株と判断された 12 株は，MALDI-TOF MS 法で *B. mycoides* または *B. weihenstephanensis* と識別され，クラスター解析においても低温増殖性を示す菌株のクラスターとして分類された（**図 9.1**）．また，従来法で低温増殖性を示さないと判断された 24 株については，1 株が識別不能となったほかは *B. cereus* または *B. thuringiensis* と識別された．近年，*B. cereus* group 分類の再編が進んでいる [15,16]．識別不能となった 1 株は，リボソームサブユニットタンパク質質量値データベースに登録した 4 菌種以外の菌種と推察された．最新の菌種情報も含めたバイオマーカー探索により，このような菌株についても識別可能になると考

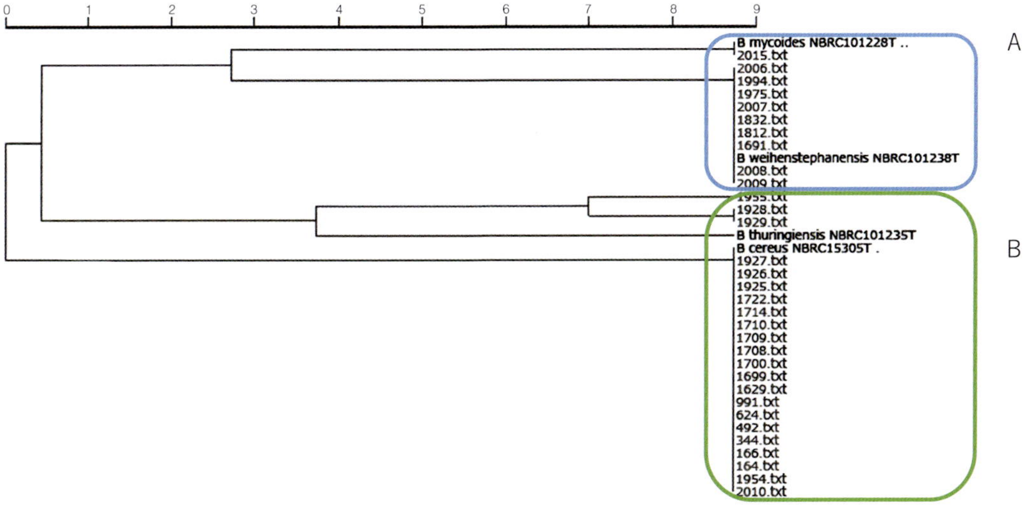

図 9.1　低温増殖性評価用バイオマーカーによる 36 菌株のクラスター解析結果（Strain Solution ver.2）
A：従来法により低温増殖性株と判断された菌株 計 12 株
B：従来法により非低温増殖性株と判断された菌株 計 24 株

える.

4個のバイオマーカー（L30, S20, S16, S10）を用いたMALDI-TOF MS法により，*B. cereus* groupの低温増殖性を評価できることが示された[17]．従来法で低温増殖性を評価する際は，低温増殖性試験を含め月単位の時間を要していた．しかしMALDI-TOF MSを活用することで, *B. cereus* groupの低温増殖リスクを簡便かつ迅速に評価することが可能となった.

9.2　セレウリド産生リスクと低温増殖性リスクの複合的リスク評価

本項では，*B. cereus* groupの低温増殖性リスクに加えて*B. cereus*のセレウリド産生リスクを同時に評価する手法を紹介する.

9.2.1　*Bacillus cereus* 嘔吐型食中毒とセレウリド産生株

*B. cereus*による食中毒はその臨床症状や潜伏期間の違いにより下痢型と嘔吐型に分類される．下痢型食中毒は，本菌がヒトの腸管に到達し腸管内でエンテロトキシンが産生されることにより発症する．8～16時間の潜伏期間を経て腹痛や水様下痢症状を示すが，嘔吐や発熱はほとんど見られない．一方，嘔吐型食中毒は，本菌が食品中で増殖する際に産生される嘔吐毒，すなわちセレウリドの摂取により発症する．悪心・嘔吐を主症状とし，潜伏期間は0.5～6時間と短い．わが国の場合*B. cereus*による食中毒の大半は嘔吐型食中毒であるが，セレウリド産生能を有する*B. cereus*は一部の菌株のみであることが報告されている[18-21]．したがって*B. cereus*による嘔吐型食中毒の調査にあたっては，*B. cereus*の分離に加え，分離株のセレウリド産生能を確認することがポイントとなる.

セレウリド産生株のスクリーニング法としては，セレウリド合成酵素遺伝子（*ces*遺伝子）を検出するPCR法が知られている[22]．しかし，*ces*遺伝子を保有するにも関わらずセレウリドを産生しない株も存在する[22]．このため，セレウリド産生能を確定するためには，*ces*遺伝子の検出に加えて実際のセレウリド産生を確認する必要がある．セレウリド産生を確認する手法としては，HEp-2細胞に対する空胞化活性測定法や，LC-MS（液体クロマトグラフィー質量分析）法が用いられる[21,23]．しかし，いずれも時間と労力を要するため，食中毒発生時の疫学調査など迅速対応を要する際の分析手法としては課題があった．一方，MALDI-TOF MSを利用して，黄色ブドウ球菌のエンテロトキシンや，カビ毒（アフラトキシンやシトリニンなど）を分析する手法が報告されている[24,25]．セレウリド検出についても報告があり[26]，今後，微生物毒素の迅速検出法としてもMALDI-TOF MSの活用が進むものと考える.

9.2.2　*Bacillus cereus* セレウリド検出用バイオマーカー

MALDI-TOF MSを用いてセレウリド産生リスクを評価するにあたり，セレウリド検出用バ

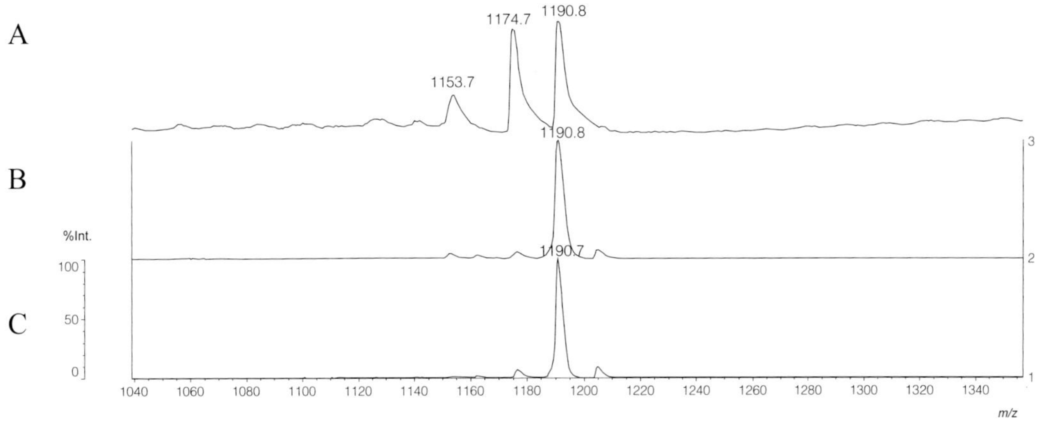

図 9.2　セレウリド標準品および *Bacillus cereus* セレウリド産生株の MALDI-TOF MS マススペクトル
A：5 μg/mL セレウリド標準液，B：*B. cereus* B1700，C：*B. cereus* Kyushu BC25

イオマーカーについて検討した．*B. cereus* セレウリド産生株 2 株（*B. cereus* B 1700 および *B. cereus* Kyushu BC25，いずれも LC-MS 法により培養上清中のセレウリド産生を確認した株）を標準寒天平板に塗抹し，30℃で 16 時間培養した．生育したコロニーを採取し，3.0 μL の 30％ギ酸に懸濁した．菌体懸濁液およびセレウリド標準液それぞれ 3.0 μL に，マトリックスとして 12.0 μL の 10 mg/mL シナピン酸を加えて混合した．この混合液 1.5 μL を MALDI-TOF MS 分析プレートに塗布して風乾後，MALDI-TOF MS 測定に供した（表 9.1）．

セレウリド標準液のマススペクトルを確認したところ，3 つのピーク（*m/z* 1153.7，*m/z* 1174.7，*m/z* 1190.8）が認められた（**図 9.2**）．このうち最大のピークは *m/z* 1190.8 であった．セレウリドは分子量 1153 のデプシペプチドである．よって，*m/z* 1153.7 のピークは水素イオン付加分子$[M+H]^+$，*m/z* 1174.7 はナトリウムイオン付加分子$[M+Na]^+$，*m/z* 1190.8 はカリウムイオン付加分子$[M+K]^+$と考えられた．セレウリドはカリウムイオンと親和性が高いことが報告されている[27]．このため，*m/z* 1190.8 の$[M+K]^+$が最大のピークとして観察されたものと推察した．セレウリド産生株（*B. cereus* B 1700，*B. cereus* Kyushu BC 25）の MALDI-TOF MS スペクトルでは$[M+H]^+$と$[M+Na]^+$は認められず，それぞれ *m/z* 1190.8，*m/z* 1190.7 の$[M+K]^+$のみが観察された．これらの結果を踏まえ，セレウリド検出用バイオマーカーとして，*m/z* 1190.8 付近に観察される$[M+K]^+$が適していると判断した．

9.2.3　低温増殖性リスクとセレウリド産生リスクの同時評価

セレウリド産生リスクと 9.1 で紹介した低温増殖性リスクを同時に評価するため，セレウリド検出用バイオマーカーと低温増殖性株識別用バイオマーカーを同時に測定する手法について検証した．なお，低温増殖性評価の際は 4 個のバイオマーカーを使用したが，本検証では安定して結果を得られる低質量側の L30，S20，S16 を選定し，高質量側の S10 を除いて評価した．

検証にあたっては *B. cereus* group 計 51 株を使用した．このうち 15 株については 9.1 で述べた従来法により低温増殖性株と判断された．また，16 株については LC-MS 法により培養上清中のセレウリド産生が確認され，セレウリド産生株と判断された．全供試菌株を標準寒天平板で培養後，MALDI-TOF MS 法で測定した．培養条件や前処理条件は 9.2.2 に述べた通りである．なお，*m/z* 1190.8 付近のセレウリド由来ピークとリボソームサブユニットタンパク質を同時に測定するため，MALDI-TOF MS 測定範囲を一般的な微生物同定条件よりも低分子側に広げ，*m/z* 800 ～ 15000 とした（表 9.1）．質量校正には Bruker Peptide Standard Ⅱ と Bruker Bacterial Standard（いずれもブルカー・ダルトニクス）の混合液を使用し，*m/z* 1047.1 ～ 10300.1 の範囲で実施した．

マススペクトルを確認した結果，LC-MS 法でセレウリド産生株と判断された 16 株についてはいずれも *m/z* 1190.8 付近にピークが認められ，MALDI-TOF MS 法でもセレウリド産生株と判断された．一方，セレウリド非産生株 35 株については，*m/z* 1190.8 付近にピークは認められなかった．また従来法で低温増殖性株と判断された 15 株は，MALDI-TOF MS 法でも低温増殖性を有する菌種（*B. mycoides* または *B. weihenstephanensis*）と識別された．51 株中 3 株は識別不能であったが，その他の 33 株は低温増殖性を示さない *B. cereus* または *B. thuringiensis* と識別された．識別不能となった 3 菌株は，前項における考察と同様，*B. cereus*，*B. thuringiensis*，*B. mycoides*，*B. weihenstephanensis* 以外の *B. cereus* group と推察された．

低温増殖性識別用バイオマーカーとセレウリド検出用バイオマーカー（**表 9.3**，**図 9.3**）を用いることで，*B. cereus* group の低温増殖性とセレウリド産生能を同時に評価できることを確認した[28]．現在，MALDI-TOF MS は主として菌種同定用途に利用されている．しかし本事例のように，増殖性評価や毒素産生能の評価など目的に応じたバイオマーカーを利用することで，迅速で簡便な微生物リスク評価系を確立することが可能になるであろう．

表 9.3　*Bacillus cereus* group 低温増殖性およびセレウリド産生同時評価用バイオマーカーの質量値

	低温増菌種を示さない菌種			低温増殖性を示す菌種	
	B. cereus		*B. thuringiensis*	*B. mycoides*	*B. weihenstephanensis*
	セレウリド非産生株	セレウリド産生株			
セレウリド	---	1,190.8	---	---	---
L30	6425.6	6425.6	6439.6	6425.6	6425.6
S20	9211.6	9211.6	9227.6	9271.6	9271.6
S16	9987.6	9987.6	9987.6	9972.6	9987.6

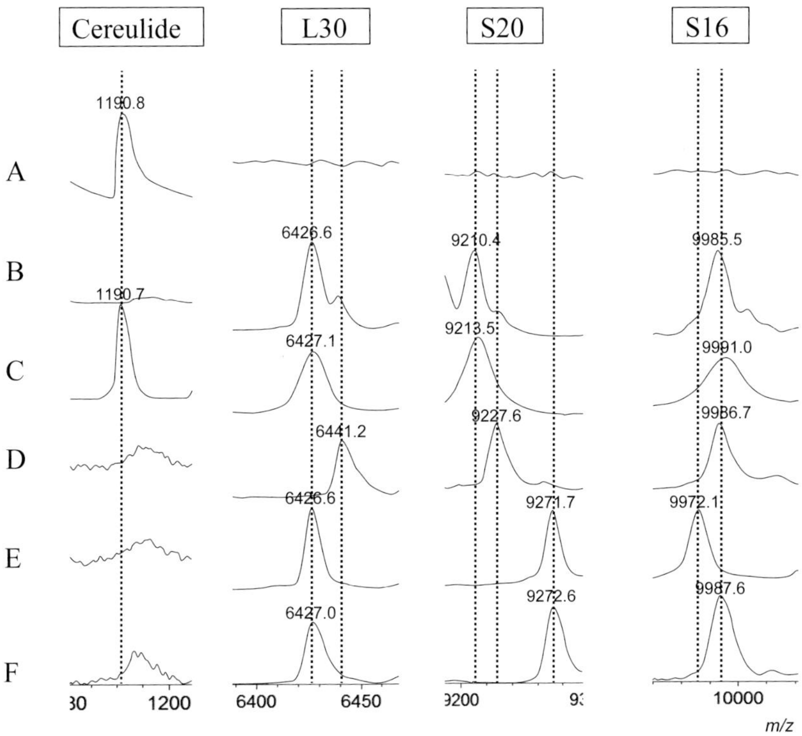

図 9.3　*Bacillus cereus* group 低温増殖性および *Bacillus cereus* セレウリド産生同時評価用バイオマーカー
点線は各バイオマーカーの *m/z* を示す（セレウリド *m/z* 1190.8；L30 *m/z* 6425.6, 6439.6；S20 *m/z* 9211.6, 9227.6, 9271.6；S16 *m/z* 9972.6, 9987.6）.

A：セレウリド標準液，B：*B. cereus* NBRC 15305^{T}（セレウリド非産生株），
C：*B. cereus* B1700（セレウリド産生株），D：*B. thuringiensis* NBRC 101235^{T},
E：*B. mycoides* NBRC 101228^{T}，F：*B. weihenstephanensis* NBRC 101238.

9.2.4　*Bacillus cereus* セレウリド産生条件評価への活用

セレウリド検出用バイオマーカーは，セレウリド産生条件の評価手法としても利用可能である．検証のためセレウリド産生株 *B. cereus* B 1700 を標準寒天平板に塗抹し，10℃，12℃，15℃，30℃，42℃で培養した．このうち，菌が生育した平板（12℃以上で培養した平板）についてコロニーを採取し, 9.2.2 と同様に前処理して MALDI-TOF MS 測定に供した（表 9.1）．結果，12℃，15℃，30℃のコロニーでは *m/z* 1190.8 付近にピークが認められ，42℃培養下で生育したコロニーについては, *m/z* 1190.8 付近にピークは認められなかった(**図 9.4**). 文献によると, *B. cereus* がセレウリドを産生する至適温度は 25 ～ 30℃であり，8℃以下あるいは 40℃以上の温度域ではほぼ産生されないと報告されている [29]. 文献情報と齟齬のない結果が得られたことから，MALDI-TOF MS 法はセレウリド産生条件の評価にも利用可能であることが示された．今回は培養温度条件について検証したが，培地の組成や pH などを調整することにより，様々な模擬環境下におけるセレウリド産生条件を迅速かつ簡便に評価できるものと期待される．

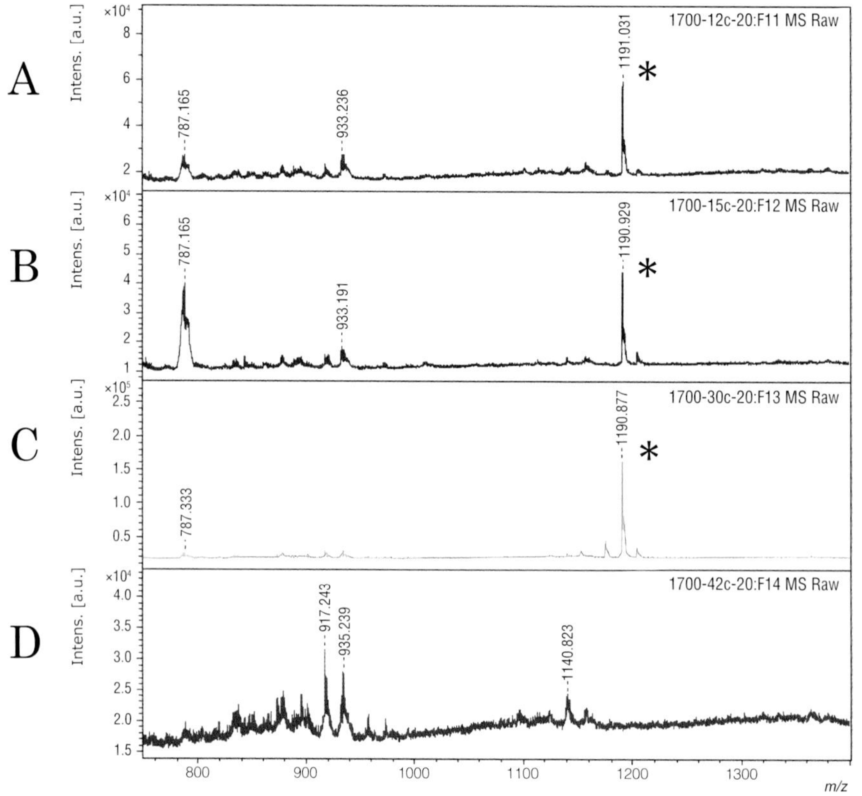

図 9.4　*Bacillus cereus* B1700 標準寒天平板培養後のコロニーによるセレウリド産生温度検証結果
A：12℃培養，B：15℃培養，C：30℃培養，D：42℃培養，*：セレウリド由来ピーク

9.3　MALDI-TOF MS データ活用による新たな微生物解析手法の展開

ここまで，バイオマーカーによる MALDI-TOF MS 法を利用して *B. cereus* group のリスクを評価するアプローチを紹介した．バイオマーカー法は菌株識別やターゲット物質の検出法として有用であるが，その探索には一定の労力と知見を要する．しかし近年，MALDI-TOF MS データを解析するための各種ツールが開発されている．本項では，バイオマーカー探索への活用が期待される各種ソフトウェアを紹介する．

9.3.1　高精度細菌識別ソフトウェア Strain Solution　Ver.2

B. cereus group 低温増速性評価にあたっては，高精度菌株識別ソフトウェア Strain solution ver.2 にバイオマーカーを登録してクラスター解析を実施した．本ソフトウェアは，クラスター解析機能の他にも *S10*-GERMS 法に基づく菌株識別支援機能を有している．以下に Strain solution ver.2 による菌株識別のワークフローを紹介する（**図 9.5**）．

① リボソームサブユニットタンパク質遺伝子などの塩基配列情報から算出したアミノ酸配

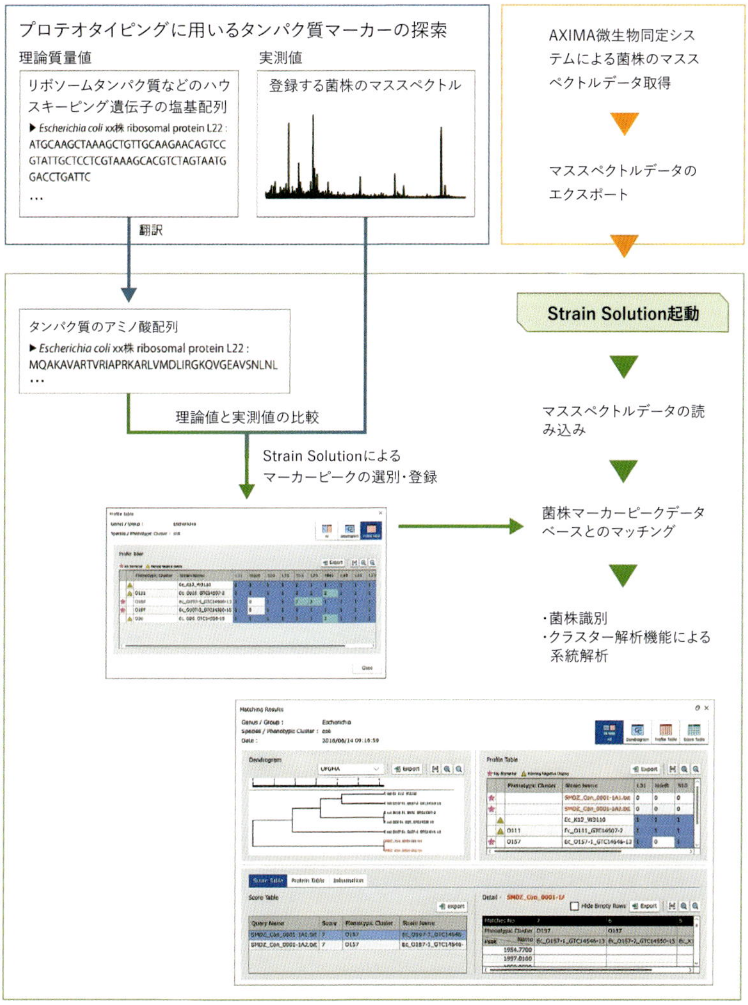

図 9.5　Strain Solution Ver.2 によるワークフロー
（島津製作所 Strain Solution Ver.2 アプリケーションニュースより）

列を元に，バイオマーカー候補となるピークについてそれぞれの理論質量値を確認して登録する．

② 識別対象の菌株について，MALDI-TOF MS を用いてマススペクトルを採取し，データを取り込む．

③ 候補となるバイオマーカーピークについて，それぞれの理論質量値と観測質量値を比較し，菌株識別に有用なバイオマーカーを選定する．

④ 解析対象菌株についてマススペクトルを採取してデータを取り込み，クラスター解析を実施する．

塩基配列情報からバイオマーカー理論質量値を算出する部分は本ソフトウェアの機能に含ま

れていないが，各ピークの理論質量値と観測質量値を比較し，質量値リストとして可視化することでバイオマーカー選定作業を効率化できる．さらに選定したバイオマーカーをデータベース化することでインハウスデータベースも構築可能である．また，オプションとなるが *Escherichia coli* O157, O26, O111 および *Escherichia albertii* を識別するためのデータベースや，*Listeria* 属の各菌種および *Listeria monocytogenes* 各血清型を識別するためのデータベースも利用可能である．

9.3.2　統計解析ソフトウェア eMSTAT Solution

eMSTAT Solution（島津製作所）は単変量 / 多変量解析機能を有し，サンプル間の識別や，識別に寄与するピークを抽出可能な統計解析ソフトウェアである．タンパク質，脂質，糖鎖，合成高分子など多様な試料の識別に用いることができるが，菌株識別を目的としたバイオマーカー探索にも有用である．例えば本ソフトウェアを用いてバイオマーカーを探索し，乳酸菌 *Lactococcus lactis* や *Lactococcus cremoris* を亜種レベルで識別した事例などが報告されている[30]．また，微生物解析のアプリケーションとして代謝物の挙動解析例も紹介されている．微生物は環境ストレスや培養フェーズにより代謝に変化が生じる．毒素産生やストレス応答タンパク質の産生など，微生物のリスク評価を行う上で代謝物の挙動は重要な情報となり得る．eMSTAT Solution のアプリケーションとして，大腸菌 DH5 α 株の培養液中における代謝物を経時的に解析した事例が紹介されている．37℃で 4 ～ 56 時間培養した培養液について経時的にサンプリングし，MALDI-TOF MS データを得て eMSTAT Solution で多変量解析すると，各培養液のマススペクトルが 3 グループに分かれることが示されている．さらに分離に寄与するピークについて DH5 α株の塩基配列情報を利用してアノテーションすると，リボソームサブユニットタンパク質および HdeB の寄与が明らかとなり，培養後半に HdeB が観測されることも確認された（**図 9.6**）．HdeB はシャペロンの一つであり培養飽和後のストレス環境下で活性化する．培養時間の長期化を特徴づけるピークとされ，MALDI-TOF MS により効率的に代謝物の挙動を解析できることが確認されている．この事例のように，MALDI-TOF MS 測定と

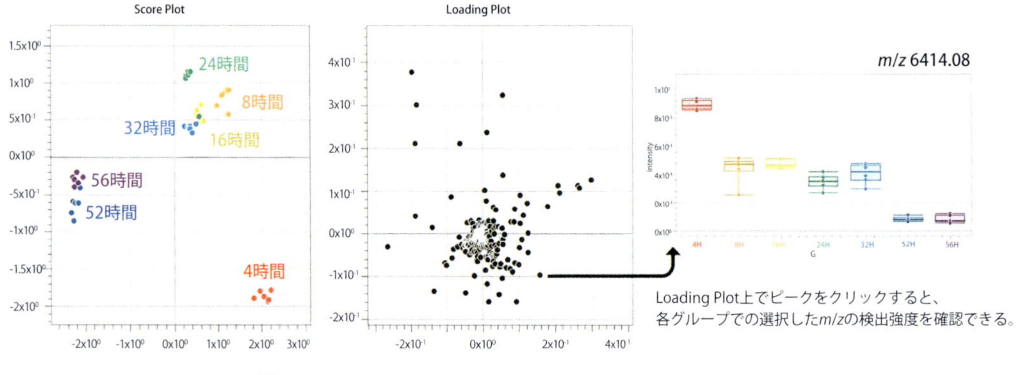

図 9.6　eMSTAT Solution™ における多変量解析結果例（eMSTAT Solution アプリケーションニュースより）

eMSTAT Solution を組合わせることで，菌株識別用バイオマーカーだけでなく菌体代謝物のバイオマーカー探索も容易になるであろう．バイオマーカー法による MALDI-TOF MS の活用用途を拡げるツールになり得ると考える．

9.3.3 MALDI-TOF MS 解析用各種ソフトウェアの活用

Strain Solution Ver.2 や eMSTAT Solution のほかにも，MALDI-TOF MS データ解析に有用な各種ソフトウェアが開発されている．例えば微生物系統分類・品質管理用ソフトウェア BioNumerics（Applied-Math）におけるパッケージ BIONUMERICS MALDI では，クラスター解析や主成分分析などにより，類似スペクトルのグループ判別やバイオマーカーの探索が可能である．さらに BIONUMERICS SEQ パッケージとあわせて解析することで，16S rRNA 遺伝子塩基配列情報や全ゲノム解析情報と組み合わせた解析が可能となる．

有償ソフトウェアのほか，オープンソースのソフトウェアも利用可能である．例えば統計解析や機械学習に使用される開発言語 R のパッケージとして，MALDI-TOF MS データ用の分析パイプライン MALDIquant が提供されている[31)]．生データのインポートやピーク処理を含めたパイプラインとなっており，キャリブレーションや異なるスペクトル間のピークアライメントにより，正確な統計解析が可能である．また，プログラミングスキルを必要としないソフトウェアとして Mass UP（https://www.sing-group.org/mass-up/）も公開されている．スペクトルデータの品質確認やデータの可視化，バイオマーカー探索に加え機械学習ベースの解析も可能であり，グラフィックベースでユーザーフレンドリーなソフトウェアとなっている[32)]．

さらに，ゲノム科学と質量分析を融合したアプローチにより微生物種の同定プラットフォームを開発した事例も報告されている[33)]．このプラットフォームでは，公共の塩基配列データベースから入手した約 20 万件の原核生物のゲノム情報を利用している．独自の情報解析手法により個々のゲノム配列からタンパク質の分子量を理論的に予測し，データベース GPMsDB（Genomically predicted protein mass database）を構築している．また，膨大な理論タンパク質量の情報から正確に菌種を同定するための新規解析アルゴリズムも開発されている（https://github.com/ysekig/GPMsDB-tk）．さらにユーザーが独自に入手した微生物ゲノム情報を入力し，GPMsDB に微生物の理論タンパク質情報を新規に追加する機能も利用できる．観測ピークの帰属結果や各タンパク質のアミノ酸配列など，ゲノムに紐づく情報も入手できることから，難培養微生物における微生物同定法としての活用だけでなく，膨大なゲノム情報を活用した効率的なバイオマーカー探索が可能になる．

GPMsDB のような膨大なゲノム情報と質量分析を融合する技術が開発され，MALDI-TOF MS による微生物解析法は新たなステージを迎えている．ビッグデータの活用など，MALDI-TOF MS による解析技術はさらに進化を続けるであろう．食品微生物分野のみならず臨床微生物分野や環境微生物分野など，各方面における微生物評価手法として，MALDI-TOF MS の果たす役割はますます大きくなるものと期待される.

■参考文献

1) 小松 方. MALDI-TOF MSを用いた臨床微生物学的検査の新しい潮流 原理から応用まで. 日臨微生物会誌. 2016; 26: 79-89.
2) 川﨑浩子. MALDI-TOF MSを用いた微生物迅速同定の食品微生物分野への展開. 日食微誌. 2020; 37: 165-177.
3) Ceuppens S, Boon N, Uyttendaele M. Diversity of *Bacillus cereus* group strains is reflected in their broad range of pathogenicity and diverse ecological lifestyles. *FEMS Microbiol. Ecol*. 2013; 84: 433-450.
4) Carroll LM, Cheng RA, Wiedmann M, *et al*. Keeping up with the *Bacillus cereus* group: taxonomy through the genomics era and beyond. *Crit. Rev. Food Sci. Nutr*. 2022; 62: 7677-7702.
5) Lechner S, Mayr R, Francis KP, *et al*. *Bacillus weihenstephanensis* sp. nov. is a new psychrotolerant species of the *Bacillus cereus* group. *Int. J. Syst. Bacteriol*. 1998; 48: 1373–1382.
6) Liu Y, Lai Q, Shao Z. Genome analysis-based reclassification of *Bacillus weihenstephanensis* as a later heterotypic synonym of *Bacillus mycoides*. *Int. J. Syst. Evol. Microbiol*. 2018; 68: 106–112.
7) Feucherolles M, Cauchie HM, Penny C. MALDI-TOF Mass Spectrometry and specific biomarkers potential new key for swift identification of antimicrobial resistance in foodborne pathogens. *Microorganisms*, 2019; 21: 593.
8) Tamura H, Hotta Y, Sato H. Novel accurate bacterial discrimination by MALDI-time-of-flight MS based on ribosomal proteins coding in *S10-spc-alpha* operon at strain level *S10*-GERMS. *J. Am. Soc. Mass Spectrom*. 2013; 24: 1185-1193.
9) 田村廣人. MALDI-TOF MSによる細菌の迅速識別. 日農薬会誌. 2017; 42: 223-234.
10) Hotta Y, Sato J, Tamura H, *et al*. Classification of the genus *Bacillus* based on MALDI-TOF MS analysis of ribosomal proteins coded in *S10* and *spc* operons. *J. Agric. Food Chem*. 2011; 59: 5222-5230.
11) Hotta Y, Sato H, Tamura H, *et al*. MALDI-TOF MS analysis of ribosomal proteins coded in *S10* and *spc* operons rapidly classified the *Sphingomonadaceae* as alkylphenol polyethoxylate-degrading bacteria from the environment. *FEMS Microbiol. Lett*. 2012; 330: 23-29.
12) Ojima-Kato T, Yamamoto N, Tamura H, *et al*. Discrimination of *Escherichia coli* O157,O26 and O111 from other serovars by MALDI-TOF MS based on the *S10*-GERMS method. *PLoS One*. 2014; 9: e113458.
13) Ojima-Kato T, Yamamoto N, Tamura H, *et al*. Matrix-assisted laser desorption ionization-time of flight mass spectrometry (MALDI-TOF MS) can precisely discriminate the lineages of *Listeria monocytogenes* and species of *Listeria*. *PLoS One*. 2016; 11: e0159730.
14) Francis KP, Mayr R, Scherer S, *et al*. Discrimination of psychrotrophic and mesophilic strains of the *Bacillus cereus* group by PCR targeting of major cold shock protein genes. *Appl. Environ. Microbiol*. 1998; 64: 3525-3529.
15) Carroll LM, Wiedmann M, Kovac J. Proposal of a taxonomic nomenclature for the *Bacillus cereus* group which reconciles genomic definitions of bacterial species with clinical and industrial phenotypes. *Mbio*. 2020; 11.
16) Tohya M, Hishinuma T, Kirikae T, *et al*. Three novel species of the *Bacillus cereus* group isolated from clinical samples in Japan. *Int. J. Syst. Evol. Microbiol*. 2021; 71: 9.
17) Takahashi N, Nagai S, Tamura H, *et al*. Discrimination of psychrotolerant *Bacillus cereus* group based on MALDI-TOF MS analysis of ribosomal subunit proteins. *Food Microbiol*. 2020; 91: 103542.
18) 安形則雄, 太田美智男. *Bacillus cereus*の食中毒毒素. 日細菌誌. 1996; 51: 993-1002.
19) 河合高生, 浅尾 努. *Bacillus cereus*: 食品由来感染症と食品微生物. 仲西寿男, 丸山務 監修, pp.439-455, 中央法規出版, 2009.
20) 下島優香子, 神門幸大, 貞升健志ら. パスチャライズド牛乳におけるセレウリド産生性*Bacillus cereus*の汚染状況. 食衛誌. 2020; 61: 178-182.
21) 公益社団法人日本食品衛生協会. セレウス菌：食品衛生検査指針 微生物編 改訂第2版. 厚生労働省監修, 363-383, 2018.
22) Yabutani M, Agata N, Ohta M. A new rapid and sensitive detection method for cereulide - producing *Bacillus cereus* using a cycleave real - time PCR. *Lett. Appl. Microbiol*. 2009; 48: 698-704.
23) Ueda S, Nakajima H, Kuwabara Y, *et al*. LC-MS analysis of the emetic toxin, cereulide, produced by *Bacillus cereus*. *Biocontrol Sci*. 2012; 17: 191-195.
24) Tonacini J, Stephan D, Schnyder B, *et al*. Intact *Staphylococcus* enterotoxin SEB from culture supernatant detected

by MALDI-TOF Mass spectrometry. *Toxins*. 2019; 11: 101.

25) Hleba L, Císarová M, Tancinová D, *et al*. Detection of mycotoxins using MALDI-TOF mass spectrometry. *J. Microbiol. Biotechnol. Food Sci*. 2017; 7: 181–185.

26) Ulrich S, Gottschalk C, Gareis M, *et al*. Identification of cereulide producing *Bacillus cereus* by MALDI-TOF MS. *Food Microbiol*. 2019; 82: 75-81.

27) Teplova VV, Mikkola R, Salkinoja-Salonen MS, *et al*. The higher toxicity of cereulide relative to valinomycin is due to its higher affinity for potassium at physiological plasma concentration. *Toxicol. Appl. Pharmacol*. 2006; 210: 39-46.

28) Takahashi N, Nagai S, Tamura H, *et al*. Simultaneous discrimination of cereulide-producing *Bacillus cereus* and psychrotolerant *B. cereus* group by Matrix-assisted laser desorption ionization–time-of-flight mass spectrometry. *J. Food Prot*. 2022; 85: 1192-1202.

29) Häggblom MM, Apetroaie C, Salkinoja-Salonen MS, *et al*. Quantitative analysis of cereulide,the emetic toxin of *Bacillus cereus*, produced under various conditions. *Appl. Environ. Microbiol*. 2002; 68: 2479-2483.

30) 寺本華奈江．MALDI-MS プロテオタイピングによるバクテリアの分類．日乳酸菌会誌．2022; 33: 20-25.

31) Gibb S, Strimmer K. Bioinformatics, MALDIquant: a versatile R package for the analysis of mass spectrometry data, Volume 28, Issue 17, 2270–2271, 2012.

32) López FH, Santos HM, Capelo JL, *et al*. Mass-Up: an all-in-one open software application for MALDI-TOF mass spectrometry knowledge discovery. *BMC Bioinformatics*, 2015; 16: 318.

33) Sekiguchi Y, Teramoto K, Tanaka K, *et al*. A large-scale genomically predicted protein mass database enables rapid and broad-spectrum identification of bacterial and archaeal isolates by mass spectrometry. *Genome Biol*. 2023; 24: 257.

（高橋尚美）

第 10 章　MALDI-TOF MS による食品微生物同定の課題と対策

10.1　MALDI-TOF MS による微生物同定の現状

MALDI-TOF MS による微生物同定法としてのフィンガープリント法では，純粋分離された微生物のコロニーについて MALDI-TOF MS 分析を行って取得したマススペクトルデータとデータベースに登録されている既知菌種のマススペクトルデータを照合し，類似度の高いマススペクトルを持つ菌種を同定結果とする．この方法が 2006 年に微生物同定システムとして発売されると，その迅速性と簡便性から，臨床分野で瞬く間に利用が広がった[1)]．フィンガープリント法では，正確な同定結果を得るためには，照合するデータベースの充実が不可欠である[2,3)]．しかしながら，本微生物同定技術は臨床分野をスタートとして発展してきたため，機器メーカーが構築したデータベースには，食品原料や環境由来の微生物のマススペクトルデータが少ない．このため，食品から分離された微生物の同定を，本法で試みても正しく同定できないことが多いのが現状である．

10.2　産官学コンソーシアムによるデータベースの拡充の重要性

前述の通り，食品産業界での微生物同定に本技術を活用するにはデータベースの拡充が不可欠である．食品原料として魚介類，肉類，乳製品，野菜・果実類と多種多様の素材を使用し，多種類の製品を製造している食品会社では，自社だけでは網羅的な微生物同定用 MALDI-TOF MS データベースの作成が困難である．このような現状から，MALDI-TOF MS を保有している食品会社，大学，公的調査研究機関が集まってコンソーシアムを組織することが提案された[4)]．本コンソーシアムでは各団体が食品の製品や原料，製造環境等から分離し，既存の MALDI-TOF MS データベースでは正しく同定できなかった微生物について，遺伝子解析により菌種同定を行い，当該微生物のマススペクトルデータを同定された菌種名でデータベース登録して共有する．設立当初は，14 団体でコンソーシアムが結成され，マススペクトルデータの共有が 2020 年に開始された．現在では共有するデータは 2,500 を超え，2024 年 6 月現在コンソーシアム参加団体は 25 団体に増えている．Bruker Daltonics 社の微生物同定システムである Bio typer ver3.1 を用いた解析では，その同定精度は ScoreValue という値で表現され，同定結果の確からしさを，Score Value で表し，0.000 ～ 3.000 の数値の範囲で，2.300 ～ 3.000 を highly probable species identification とし，2.000 ～ 2.299 を secure genus identification，probable species identification，1.700 ～ 1.999 を probable genus identification，0.000 ～ 1.699 を not reliable identification としている．

機器メーカーが構築したデータベースに格納されている菌種であっても，分離された地域の違い，あるいは分離源の違いにより株が異なると，同一菌種であっても MALDI-TOF MS では属レベルまでの同定結果しか得られない場合がある．

例えば乳酸菌の 1 種で低温生育能が高くチルド食品で制御対象となる *Leuconostoc gelidum* について，Bruker Daltonics のデータベース Ver.7.0.0.0｛7,311 個の MSP（Main Specutrum：データベースに登録されている標準となるスペクトル）を格納｝にはドイツの菌株分譲機関である DSMZ の菌株の MSP が格納されている．我々の研究室で，日本の浅漬け工場から分離した低温性増殖乳酸菌の菌株を MALDI-TOF MS により同定を試みたが，菌種同定の基準である 2.000 以上の Score Value を示す菌種は示されなかった．遺伝子解析を行った結果，本菌株は *L. gelidum* と同定された．さらにデータベースの拡充を目的に，日本の菌株分譲機関である JCM から日本で分離された 5 株の *L. gelidum* を購入して MSP を作成し，データベースに格納した結果，前述の分離菌株について 2.000 以上の Score Value を示す結果が得られた．次に，これら複数の *L. gelidum* 菌株についてマススペクトルデータからデンドログラム（樹形図）を作成して近縁性を解析した結果，DSMZ と JCM の菌株はそれぞれ異なるクラスターが形成され，分離した野生株は，JCM 株と同じクラスターを形成した（**図 10.1**）．さらに，JCM 10094株の MSP との類似性を他の JCM 株と DSM 株で比較したところ，DSM 株および JCM 株ともに食肉も

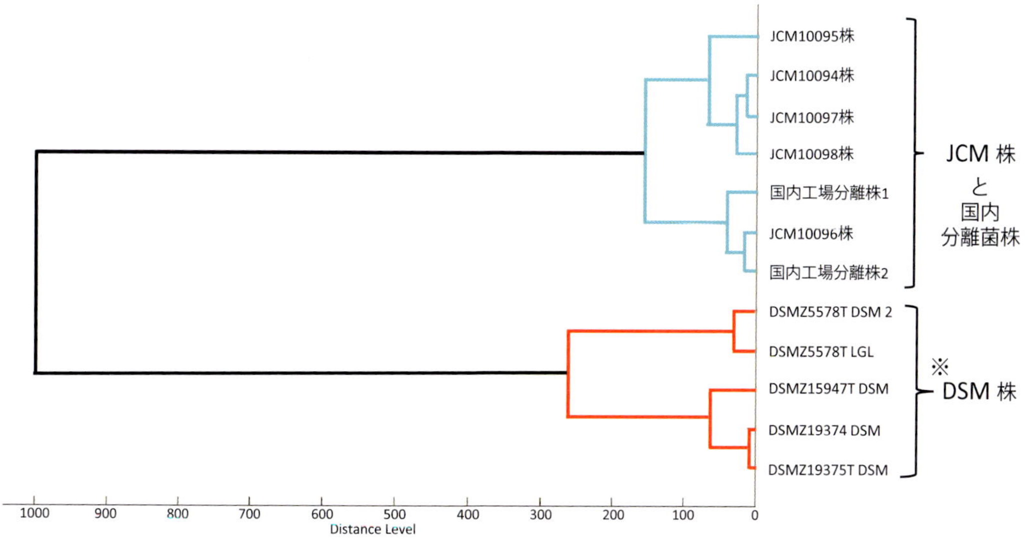

図 10.1　*Leuconostoc gelidum* 菌株の MSP デンドログラム
※：DSM 株についてはデータベースに格納された表記通りに記載

しくは食肉加工品から分離された菌株にもかかわらず，DSM 15947 株と DSM 19375 株については Score Value が 2.000 未満で，同定結果は属レベルでの信頼性しか得られなかった．以上の結果から，同一菌種でも必要に応じてデータベースにスペクトル登録する菌株数をさらに増やしていく必要があると考えられた[5]．

10.3　課題解決に向けてのコンソーシアム活動の現状と課題

現在はデータの共有だけでなく，MALDI-TOF MS の微生物同定手法の標準化や精度管理についても検討が行われている．データベースに登録するマススペクトルデータの品質が同定の精度向上に重要であること，さらに品質の良いマススペクトルデータの取得には微生物菌体からの成分の抽出効率が極めて重要であることから，データの取得のための微生物の培養条件の標準化が行われている．対象となる微生物には細菌や酵母だけでなく，同定の困難なカビも含まれており，簡易・迅速で正確な同定法の確立に向けて精力的に活動が行われている．このコンソーシアム活動は今後のわが国の食品産業発展に貢献すると期待される[4]．現時点で，解決すべき課題として以下のものがある．

1)　カビの固体培地からの直接同定

カビの同定については，液体培地で培養して回収した菌体から抽出して同定する方法がメーカーから推奨されている．しかし，食品産業では迅速なリスク評価の観点から，検査培地である固体培地に出現したコロニーから直接抽出して迅速に同定結果を得る必要がある．このニーズに応えるべくコンソーシアム内でワーキンググループを立ち上げ検討を行っている．菌体抽出等の前処理条件を最適化することにより *Penicillium* subgenus *Penicillium* の菌種同定が可能であるという結果が得られている．今後，さらに種々の菌種についてスペクトルを取得し適用範囲を拡大していく予定である．

2)　スペクトルデータの品質確保

微生物の増殖ステージには，誘導期，対数増殖期，定常期，死滅期と 4 つのステージが有り，ステージの移行により代謝も変化する．さらに，芽胞形成菌の芽胞形成や真菌の有性生殖ではより大きく代謝が変化する．MALDI-TOF MS での微生物同定においては，リボソームタンパク質のピークパターンの比較を中心に菌株同定することから，代謝変化によりスペクトルパターンが変化して同定結果に影響を与える可能性がある．安定した同定結果を得るためには，どの増殖ステージの菌体から得られたスペクトルパターンでも安定した同定結果が得られる MSP を登録しておく必要がある．

そこで，スペクトル品質の良さを同定精度の高いものと定義し，同一菌株で培養日数に影響されず高い ScoreValue となるスペクトルを品質の高い MSP と考えてその取得を行っている．これまでに，芽胞形成や有性胞子の形成をしない微生物について，同一菌株の培養日数 1，3，5 日の菌体から抽出した試料において得られた MSP をそれぞれ対照として，対照とした MSP と各試験区の MSP を比較して得られた Score Value について検討した．試験区の MSP が対照と同一の場合，Score Value は最大値の 3.000 となる．この結果すべての試験区において高い Score Value が得られた対照の MSP を品質の高いものとし，品質の高い MSP を取得できた培養時間および試料抽出方法について以下に紹介する[6]．

10.4　高品質なスペクトル取得についての検討

使用菌株は，芽胞や有性胞子は非形成であるものの，細胞表層構造が異なるグラム陰性菌とグラム陽性菌，そして酵母として子嚢菌酵母と担子菌酵母を試験に用いた．薄いペプチドグリカンの外側に外膜を有するグラム陰性菌としては *Escherichia coli* NBRC 3301 株を，厚いペプチドグリカンを有するグラム陽性菌としては *Leuconostoc pseudomesenteroides* JCM 9696 株と，菌体表面にデキストランを産生すると報告のある惣菜より分離した *Weissella confusa* 野生株の 2 菌株を用いた．細菌より厚い細胞表層構造を持つ酵母は，子嚢菌酵母として食品工場の製造環境より分離した *Yarrowia deformans*（*Candida deformans*）野生株を，担子菌酵母としては食品工場の製造環境より分離した水分を多く含んだ粘稠な赤色の特徴的なコロニーを形成する *Sporobolomyces carnicolor* 野生株を用いた．

分析に供する試料の調製は，Bruker Daltonics 社がデータベース登録用の基準となるスペクトルである MSP の作成に推奨しているエタノール・ギ酸抽出法と，さらに抽出効率を上げるために，ジルコニアビーズを用いて物理的破砕を行うビーズ法を組み合わせた．

1）　分析試料調製法

（1）　エタノール・ギ酸抽出法

同一のプレートから 1，3，5 日目にコロニーを 1 白金耳とり，1.5 mL 容マイクロチューブ中で 300 μL の純水に添加し，ボルテックスにより十分に懸濁した．この菌懸濁液に 900 μL エタノールを加えてボルテックスにより十分に懸濁した．懸濁液を 15,000 *g* で 2 分間遠心分離後，上清を除去し，沈渣を 5 ～ 10 分間風乾した．風乾後，沈渣は 40 μL の 70％（v/v）ギ酸溶液に懸濁し，30 分間静置した．懸濁液にアセトニトリル 40 μL を加えて十分にボルテックスした後，15,000 *g* で 2 分間遠心分離した．得られた上清 1 μL を MSP 96 target polished steel BC ターゲットプレート（Bruker Daltonics）に塗布した．風乾後，その上に α-Cyano-4-hydroxycinnamic acid（CHCA）マトリックス（Bruker Daltonics）1 μL を塗布して風乾し，MTP MSP Adapter（Bruker Daltonics）に装着して測定に供試した[7]．

(2)　ビーズ破砕抽出法（ビーズ法）

菌体洗浄後の沈渣の風乾までは，エタノール・ギ酸抽出法と同様に実施した．沈渣にアセトニトリル 25 μL を加えてボルテックス後，ジルコニアビーズ（直径 0.5 mm，BioSpec）を液面まで加えた後，菌体破砕機 BEADS CRUSHER μ T-12（TAITEC）を用いて 3,200 rpm で 5 分間処理を行った．その後 25 分間静置した．静置後，70％（v/v）ギ酸溶液 25 μL を加えてボルテックス後，上清 20 μL をマイクロピペットを用いて新しい 1.5 mL 容マイクロチューブに移し，15,000 *g*，2 分間遠心分離した．得られた上清 1 μL を MSP 96 target polished steel BC ターゲットプレートに塗布した．風乾後，その上に CHCA マトリックス 1 μL を塗布して風乾し，MTP MSP Adapter に装着して測定に供した．

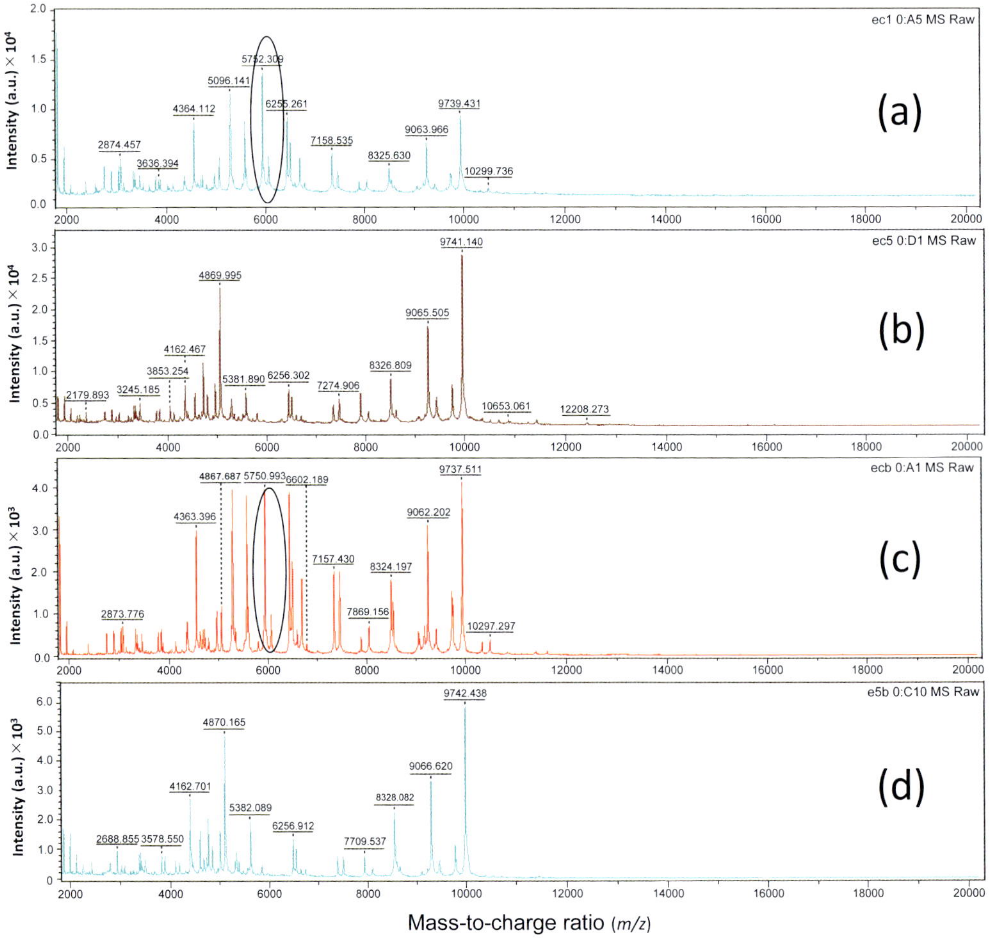

図 10.2　*Escherichia coli* NBRC 3301 株の標準寒天培地 30℃で培養した菌体に対して試料処理法と培養時間のマススペクトルに及ぼす影響

(a) エタノール・ギ酸抽出法 培養 1 日目，(b) エタノール・ギ酸抽出法 培養 5 日目，
(c) ビーズ破砕抽出法 培養 1 日目，(d) ビーズ破砕抽出法 培養 5 日目

2）　高品質なスペクトル取得検討結果

（1）　グラム陰性細菌

Escherichia coli NBRC 3301 株を用いて検討した．**図 10.2** に *E. coli* NBRC 3301 株の質量スペクトルに及ぼす処理方法と培養日数の影響を示す．培養 1 日・推奨法で得られたスペクトルと培養 5 日・ビーズ法で得られたスペクトルを比較してもピークの不一致が少なかった．一方で，丸で囲っている部分のピークのように，培養 5 日目には 1 日目の菌体で検出されたピークの消失が認められた．これは培養 1 日目と 5 日目では菌体成分および代謝が大きく異なったためと考えられた[14)]．Score Value については，培養 1 日目の菌体から推奨法とビーズ法で抽出した試料で得られた MSP を対照とした場合，培養 1 日目よりも 5 日目には Score Value が低くなる傾向であった．しかしながら，抽出法に関係なく，いずれの培養日数の MSP を対照とした場合においても，試験区のピークの *m/z* 値，ピーク強度は対照との一致率が高く，すべての試験区で Score Value の値は 2.500 以上と極めて高い値であった（**表 10.1**）．以上の結果から，*E. coli* NBRC 3301 株では，培養日数や抽出法の違いが Score Value に与える影響は小さいことが示された．

表 10.1　*Escherichia coli* NBRC 3301 株の標準寒天培地 30℃で培養した菌体に対する試料処理法と培養時間の ScoreValue に及ぼす影響

Culture period (d)	Score Value[*1]	
	Extraction method	
	E-Fa Ext[*2]	Beads Ext[*3]
1	3.000	2.859
3	2.729	2.674
5	2.564	2.512
1	2.551	2.593
3	2.774	2.749
5	3.000	2.848
1	2.858	3.000
3	2.761	2.736
5	2.608	2.567
1	2.509	2.565
3	2.719	2.768
5	2.853	3.000

[*1] Score Values は，試料処理法はエタノール・ギ酸抽出法とビーズ破砕抽出法，培養時間は 1 日目，5 日目それぞれのマススペクトルを対照として算出を行った（Score Value＝3.000）．
[*2] E-Fa Ext　：エタノール・ギ酸抽出法
[*3] Beads Ext：ビーズ破砕抽出法

表 10.2　*Leuconostoc pseudomesenteroides* JCM 9696 株の 0.3％炭酸カルシウム添加 MRS 寒天培地 30℃で培養した菌体に対する試料処理法と培養時間の ScoreValue に及ぼす影響

Culture period (d)	Score Value[*1]	
	Extraction method	
	E-Fa Ext[*2]	Beads Ext[*3]
1	3.000	2.730
3	2.795	2.665
5	2.754	2.719
1	2.753	2.576
3	2.845	2.660
5	3.000	2.734
1	2.732	3.000
3	2.614	2.833
5	2.569	2.767
1	2.708	2.755
3	2.687	2.814
5	2.722	3.000

[*1] Score Values は，試料処理法はエタノール・ギ酸抽出法とビーズ破砕抽出法，培養時間は 1 日目，5 日目それぞれのマススペクトルを対照として算出を行った（Score Value＝3.000）．
[*2] E-Fa Ext　：エタノール・ギ酸抽出法
[*3] Beads Ext：ビーズ破砕抽出法

(2)　芽胞非形成グラム陽性細菌

まず，食品の腐敗に関係する *Leuconostoc pseudomesenteroides* JCM 9696 株を用いて検討した．**図 10.3** に *L. pseudomesenteroides* JCM 9696 株の質量スペクトルに及ぼす処理方法と培養日数の影響を示す．培養 1 日・推奨法で得られたスペクトルと培養 5 日・ビーズ法で得られたスペクトルを比較してもピークの不一致が少なかった．いずれの培養日数の MSP を対照とした場合でも試験区のピークの *m/z* 値，ピーク強度は対照との一致率が高く，すべての試験区で Score Value の値は 2.500 以上と極めて高かった．*E. coli* 同様，培養日数および抽出法の違いによる Score Value の変動は少なかった（**表 10.2**）．以上の結果から，*E. coli* と同様に *L. pseudomesenteroides* JCM 9696 株においても培養日数や処理法の違いが Score Value に与える影響は小さいことが示された．

次に，菌体外高分子を産生する *Weissella confusa* 野生株について検討した．**図 10.4** に *W. confusa* の質量スペクトルに及ぼす処理方法と培養日数の影響を示す．推奨法で処理した培養

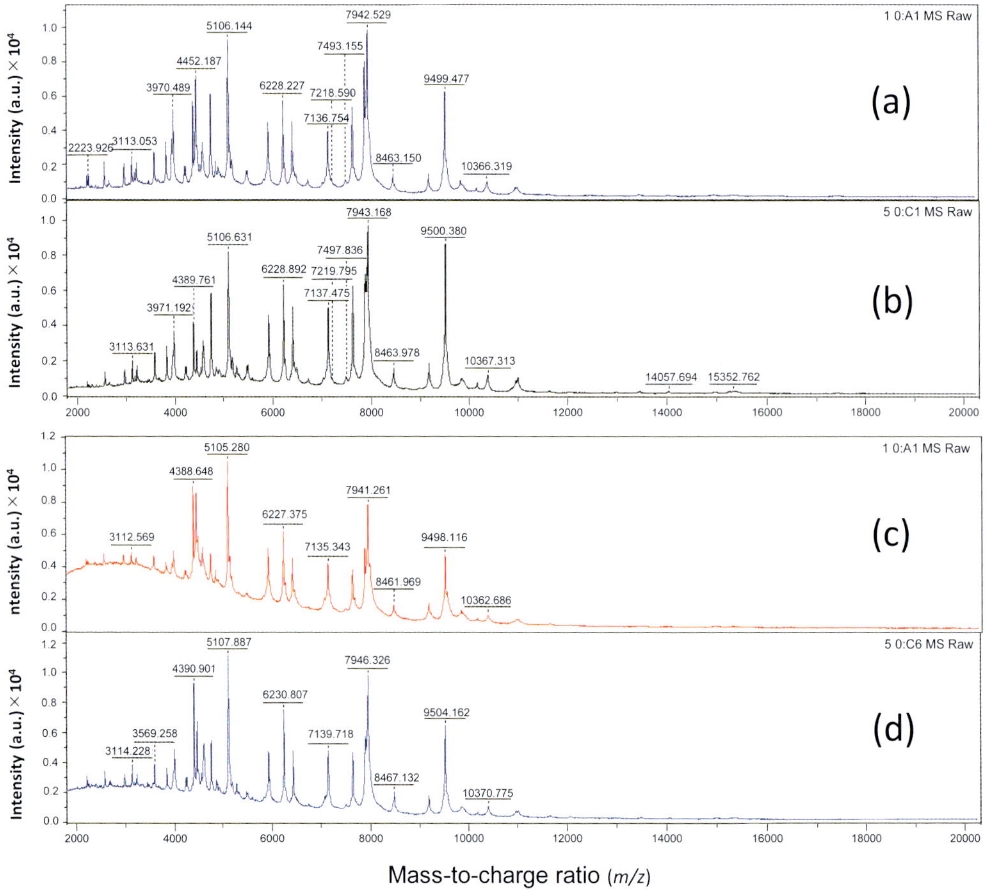

図 10.3　*Leuconostoc pseudomesenteroides* JCM 9696 株の 0.3％炭酸カルシウム添加 MRS 寒天培地 30℃で培養した菌体に対して試料処理法と培養時間のマススペクトルに及ぼす影響
(a) エタノール・ギ酸抽出法　培養 1 日目，(b) エタノール・ギ酸抽出法　培養 5 日目，
(c) ビーズ破砕抽出法　培養 1 日目，(d) ビーズ破砕抽出法　培養 5 日目

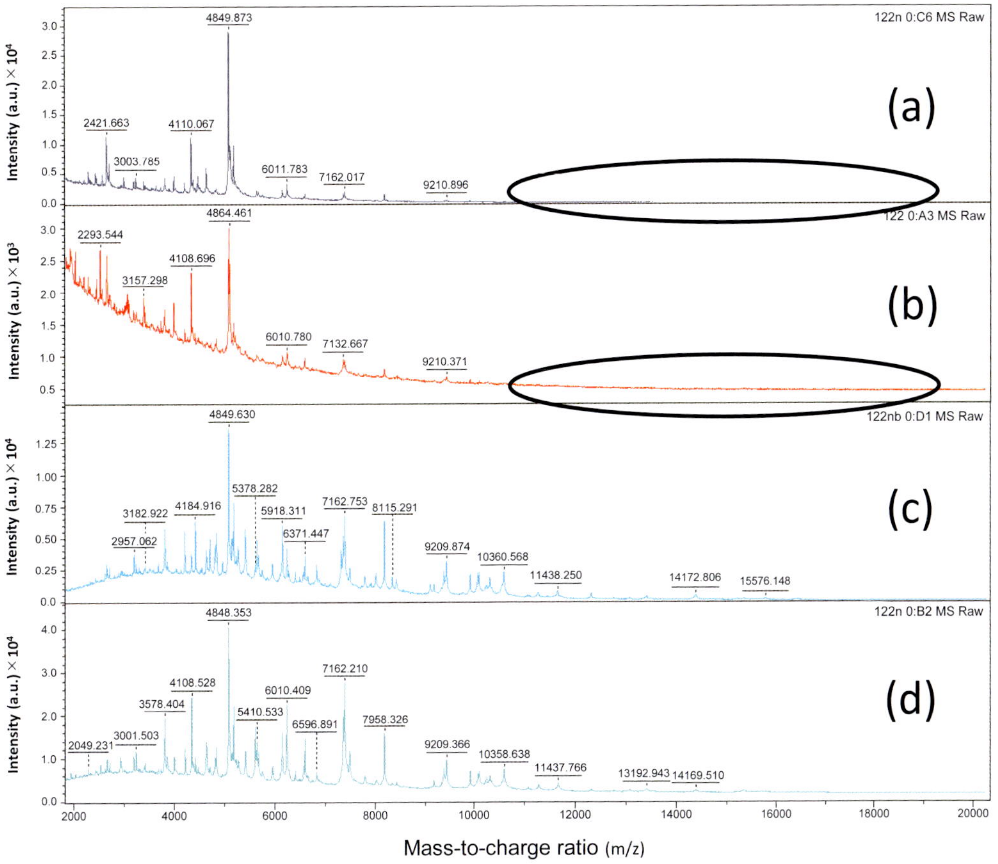

図 10.4　*Weissella confusa* 野生株の 0.3％炭酸カルシウム添加 MRS 寒天培地 30℃で培養した菌体に対して試料処理法と培養時間のマススペクトルに及ぼす影響
(a) エタノール・ギ酸抽出法 培養 1 日目，(b) エタノール・ギ酸抽出法 培養 3 日目，
(c) ビーズ破砕抽出法 培養 1 日目，(d) ビーズ破砕抽出法 培養 3 日目

5 日目のコロニーでは，試料のピーク強度が全体的に低く，質量スペクトルが取得できなかったことから培養 1 日目と 3 日目の菌体から得られたスペクトルを比較した．推奨法で抽出した試験区では，1 日目の菌体では丸で示すように高分子側のピークが取得できず，培養 3 日目の菌体では全体的にピーク強度が低くなった．この結果は *W. confusa* 分離株では推奨法によるタンパク質の抽出が困難であったことを示すものである．このため推奨法では 1 日目と 3 日目どちらを対照としても Score Value が 2.438，2.454 となった．これに対してビーズ法により作成した MSP では高分子側まで安定してピークを取得でき，ピークの一致率が高かったため Score Value が 2.867 と 2.839 と極めて高い値であった．

推奨法とビーズ法との MSP の比較を行うと，どちらのピークを対照にした場合においても，Score Value が 2.200 より低い値となり品質が悪くなる結果となった（**表 10.3**）．MSP の作成では，ピーク強度が高く，かつ S/N 比の高いものから 70 ピークを選択するので，推奨法では培養 1 日目でも高分子側のタンパク質が抽出されず，高分子側でピークが取得できなかったため，MSPに相対的にイオン化しやすい低分子側のピーク数が多くなったと考えられた．これらの低分子側のピークは高分子側のピークが取得できた場合は含まれていないため，高分子側のピークが取得できた対照との不一致が多くなり，Score Valueが低くなったものと考えられた．また，培養3日目にビーズ法で抽出した試料で得られたMSPを対照とした場合，推奨法による抽出では同じ培養3日目より，1日目の方がScore Valueが高く，培養日数の違いによる代謝の違いよりも，抽出効率の違いがScore Valueに大きく影響することが示された（表10.3）．本研究で使用した *W. confusa* は，デキストランを産生することが知られており[8]，菌体表面に産生されたデキストランによりギ酸の菌体内への浸透が妨害された結果としてタンパク質の可溶化が阻害されたことによりタンパク質の抽出効率が低下したと考えられた[9]．本研究の結果から抽出効率を向上させるためには，ビーズによる物理的破砕が有効であることが示された．以上の結果から，細胞外多糖類などによりタンパク質などの抽出が困難な菌株の場合，培養日数を短くするか，ビーズ法で抽出を行うことが必要であることが明らかとなった．

(3)　子嚢菌酵母

Yarrowia deformans（*Candida deformans*）野生株について検討した．**図10.5**に *Y. deformans* の質量スペクトルに及ぼす処理方法と培養日数の影響を示す．細菌に比べて細胞表層が厚い酵母であるが，食品由来の酵母のMALDI-TOF MSによる菌種同定において，多くの酵母では直接塗布-ギ酸処理により良好な同定結果が得られ，直接塗布-ギ酸処理法では信頼できる同定結果を得るに十分なタンパク質を抽出できな

表10.3　*Weissella confusa* 野生株の0.3％炭酸カルシウム添加MRS寒天培地30℃で培養した菌体に対する試料処理法と培養時間のScoreValueに及ぼす影響

Culture period (d)	Score Value*1	
	Extraction method	
	E-Fa Ext*2	Beads Ext*3
1	3.000	2.183
3	2.438	2.208
1	2.454	1.766
3	3.000	1.888
1	2.186	3.000
3	1.815	2.867
1	2.139	2.839
3	1.834	3.000

*1 Score Valuesは，試料処理法はエタノール・ギ酸抽出法とビーズ破砕抽出法，培養時間は1日目，3日目それぞれのマススペクトルを対照として算出を行った（Score Value＝3.000）．
*2 E-Fa Ext　：エタノール・ギ酸抽出法
*3 Beads Ext：ビーズ破砕抽出法

表10.4　*Yarrowia deformans* 野生株のポテトデキストロース寒天培地25℃で培養した菌体に対する試料処理法と培養時間のScoreValueに及ぼす影響

Culture period (d)	Score Value*1	
	Extraction method	
	E-Fa Ext*2	Beads Ext*3
1	3.000	2.726
3	2.730	2.627
5	2.583	2.629
1	2.604	2.538
3	2.739	2.688
5	3.000	2.745
1	2.730	3.000
3	2.618	2.753
5	2.530	2.653
1	2.640	2.644
3	2.643	2.781
5	2.741	3.000

*1 Score Valuesは，試料処理法はエタノール・ギ酸抽出法とビーズ破砕抽出法，培養時間は1日目，5日目それぞれのマススペクトルを対照として算出を行った（Score Value＝3.000）．
*2 E-Fa Ext　：エタノール・ギ酸抽出法
*3 Beads Ext：ビーズ破砕抽出法

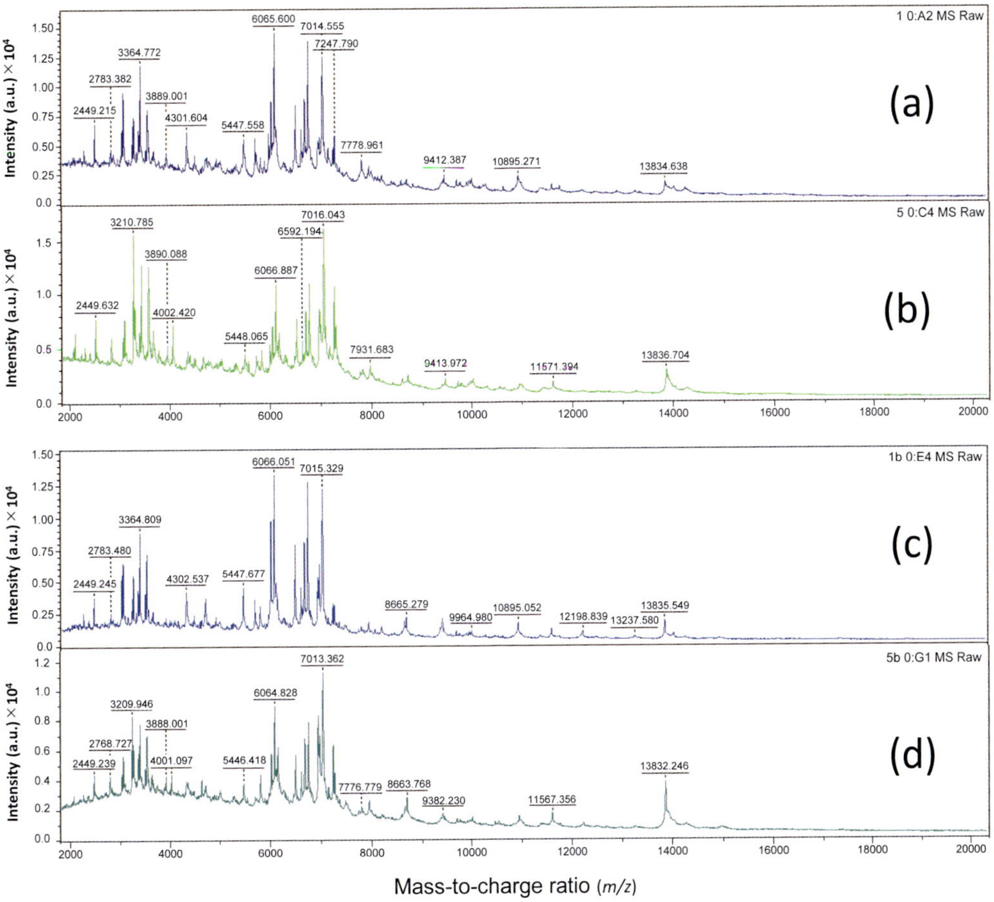

図 10.5　*Yarrowia deformans* 野生株のポテトデキストロース寒天培地 25℃で培養した菌体に対して試料処理法と培養時間のマススペクトルに及ぼす影響

(a) エタノール・ギ酸抽出法 培養 1 日目，(b) エタノール・ギ酸抽出法 培養 5 日目，
(c) ビーズ破砕抽出法 培養 1 日目，(d) ビーズ破砕抽出法 培養 5 日目

かった菌種についても，ギ酸–エタノール処理法により十分なタンパク質を抽出でき，同定の信頼性レベルを向上させることができたと報告されている[10]. 本菌株でも同様にギ酸–エタノールを用いる推奨法で十分なタンパク質を抽出できたものと思われる．このため，いずれの試験区を対照としても，すべての試験区で Score Value の値が 2.500 以上と極めて高くなっており，培養日数や抽出法の違いによる Score Value の違いは少ないことが示された（**表 10.4**）．培養日数の延長に伴い Score Value の値が少しずつ下がる傾向が認められたが，培養日数の延長に伴う代謝変動の MSP の品質に対する影響は無性世代の子嚢菌酵母では低いことが明らかとなった．

(4)　担子菌酵母

Sporobolomyces carnicolor 野生株について検討した．**図 10.6** に *S. carnicolor* の質量スペクトルに及ぼす処理方法と培養日数の影響を示す．培養 1 日目・推奨法のスペクトルを対照とした

場合, 培養5日目・推奨法で得られたスペクトルの Score Value は 2.305 と少し低かったが, ビーズ法では培養5日目でも 2.578 と高かった（**表 10.5**）. スペクトルデータを確認するといずれの抽出法においても培養5日目には, 低分子側のベースラインが上がっており, イオン化される物質の抽出が困難であったと考えられた. 本担子菌酵母は, 水分を多く含んだ粘稠な赤色の特徴的なコロニーを形成するが, 培養日数の延長にともなってコロニーの粘性が増加した. このため, いずれの方法でもタンパク質の抽出が困難だったものと考えられた. しかしながら, 抽出効率の良いビーズ法では推奨法に比べ, 培養日数が異なっても Score Value の差は小さかった. ビーズ法で処理した場合, 培養1日目に比べ, 培養5日目の低分子側のベースラインは高かったが, ピーク強度も高かったため, 推奨法で処理した場合に比べてベースラインの上昇が抑制され, Score Value の低下につながらなかったものと考えられる. 試験した条件で高い Score Value となる MSP が得られたのは, ***m/z*** 値で 6000 以上の高分子側のピーク数が多く, 高いピーク強度が得られていること, 低分子側のベースラインが上昇せず安定していることによると考

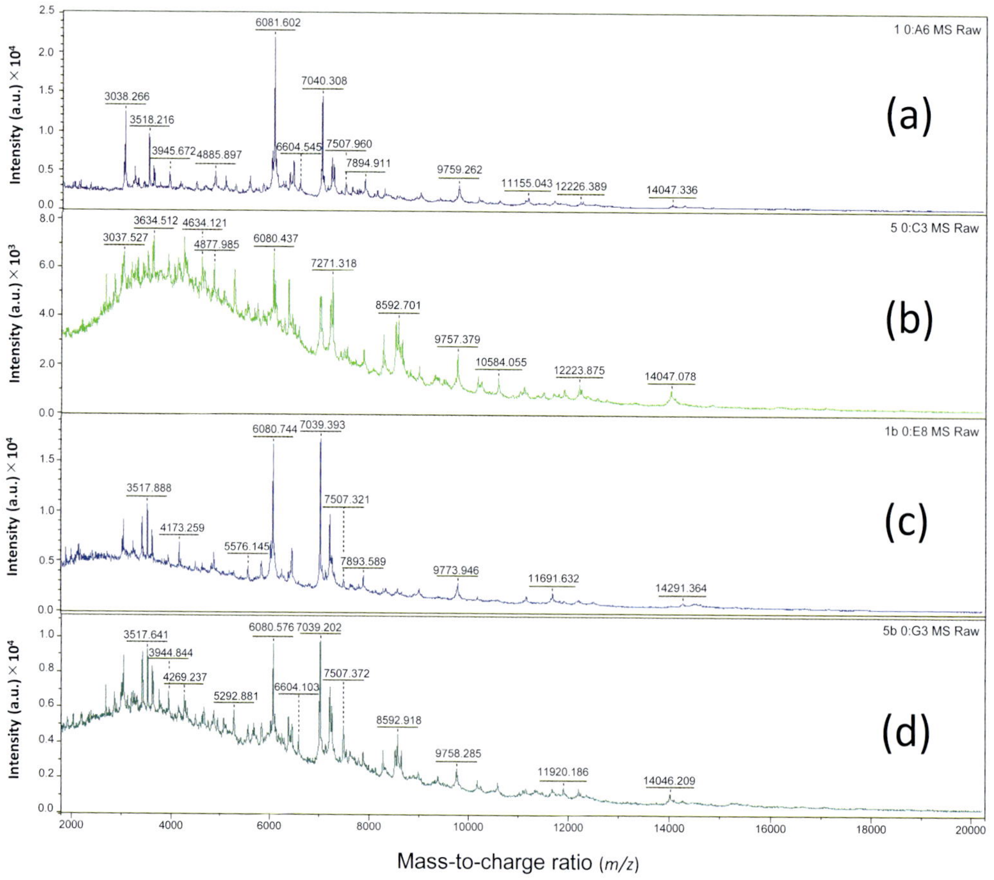

図 10.6　*Sporobolomyces carnicolor* 野生株のポテトデキストロース寒天培地 25℃で培養した菌体に対して試料処理法と培養時間のマススペクトルに及ぼす影響

(a) エタノール・ギ酸抽出法　培養1日目,（b) エタノール・ギ酸抽出法　培養5日目,
(c) ビーズ破砕抽出法　培養1日目,（d) ビーズ破砕抽出法　培養5日目

表 10.5 *Sporobolomyces carnicolor* 野生株のポテトデキストロース寒天培地 25℃で培養した菌体に対する試料処理法と培養時間の ScoreValue に及ぼす影響

Culture period (d)	Score Value*[1]	
	Extraction method	
	E-Fa Ext*[2]	Beads Ext*[3]
1	3.000	2.474
3	2.495	2.580
5	2.305	2.578
1	2.287	1.630
3	2.728	2.469
5	3.000	2.533
1	2.498	3.000
3	1.992	2.531
5	1.718	2.453
1	2.590	2.459
3	2.668	2.875
5	2.549	3.000

*[1] Score Values は，試料処理法はエタノール・ギ酸抽出法とビーズ破砕抽出法，培養時間は 1 日目，5 日目それぞれのマススペクトルを対照として算出を行った（Score Value＝3.000）.

*[2] E-Fa Ext　：エタノール・ギ酸抽出法

*[3] Beads Ext：ビーズ破砕抽出法

えられた．高い Score Value を得るためには，タンパク質の抽出効率を向上させることが重要であり，ビーズを用いた物理的破砕を組み合わせること，培養日数を短縮して試料調製することが重要であると考えられた．

10.5　今後の課題

上述の様にスペクトルの品質は同定の精度に大きく影響する．MSP（データベースに登録されている標準となるスペクトル）の品質向上のためには菌体の抽出率の向上が重要である．しかしながら，細胞外多糖の産生などが顕著な場合，培養日数の短縮や物理的破砕であるビーズ処理を組み合わせても抽出率が向上しない場合がある．今後，菌体抽出率が上がらない場合の対処法の確立が急務である．また，菌種同定よりも解像度の高い菌株識別についてのニーズは高いが，パルスフィールド電気泳動法等の現行用いられている方法は，操作が煩雑で迅速性や汎用性には問題がある．これまでも，MALDI-TOF MS での菌株識別の可能について *S10*-GERMS 法等検討されてきているが [11]，MALDI-TOF MS データを用いたさらなる迅速性，汎用性に優れた菌株識別のための解析技術の確立が必要と考えられる．

■参考文献

1) 東山智宣，中西豊文，田窪孝行．質量分析法（MALDI-TOF MS）を用いた臨床微生物同定と感染症迅速診断への応用，*Mycotoxins*. 2013; 63: 209-216.
2) 青山冬樹．電気泳動．2017; 61: 145-148.
3) 上原さとみ，高橋由美，吉原祥子，阿久澤圭子，並木輝美，千葉隆司，鈴木 淳，貞升健志．日本食品微生物学会雑誌，2020; 37: 14-19.
4) 中山素一．MALDI-TOF MS 微生物同定の食品産業への展開における問題解決に向けて，化学と生物，2024; 62(5): 218-219.
5) 中山素一．食品産業での MALDI-TOF MS の微生物検査への活用，FFI ジャーナル，2020; 227(1): 026-033.
6) 中山素一，木崎浩太，廣渡大輝，藤江尚香，馬場 浩，宮本敬久．MALDI-TOF MS 微生物同定用インハウスデータベースの品質に及ぼす培養条件及び試料処理法の影響，日本保蔵科学会誌，2024; 50(1): 13-24.
7) Bruker Daltonics autoflex speed ベーシックコース トレーニングテキスト version 3.4.6, B　ruker Daltonics, (2015)
8) Rosca I, Petrovici AR, Peptanariu D, Nicolescu A, Dodi G, Avadanei M, Ivanov IC, Bostanaru AC, Mares M, Ciola-

cu D. Biosynthesis of dextran by *Weissella confusa* and its *In vitro* functional characteristics *Int. J. Biol. Macromol.* 107: 1765-1772.

9) Croxatto OA, Prpd’ hom G, Greub G. Applications of MALDI-TOF mass spectrometry in clinical diagnostic microbiology, *FEMS Microbiol. Rev.* 2012; 36: 380-407.

10) 馬場 浩，松本拓朗，松下 香，中山素一，宮本敬久．MALDI-TOF MS を用いた酵母の同定の検討，日食科工会誌．2022; 69: 115-125.

11) 田村廣人．MALDI-TOF MS による細菌の迅速識別，日本農薬学会誌，2017; 42: 223-234.

（中山素一）

■編者略歴

中山素一　（なかやま　もとかず：Motokazu NAKAYAMA）　　博士 /（農学）

1985 年 九州大学農学部食糧化学工学科卒業
1987 年 九州大学大学院農学研究科修士課程修了
1989-2004 年 協和発酵工業株式会社
・技術研究所において，アミノ酸発酵使用菌株の育種を行う
・食品酒類研究所，筑波研究所において，主に健康食品とエキス系調味料の開発に従事（微生物制御を含めて）
2004-2017 年 花王株式会社
・安全性科学研究所、ヘルスケア食品研究所において，主に飲料と食品の微生物制御，工場の衛生管理に関わる
2017 年- 九州産業大学
・生命科学部 生命科学科 食品科学コース 教授（現在に至る）
2024 年 4 月- 一般社団法人 微生物制御技術機構　代表理事

■ 一般社団法人 微生物制御技術機構
連絡先：〒 103-0022　東京都中央区日本橋室町 1-11-12
日本橋水野ビル 7 階
https://www.microbialcontrol.org/

食品・医薬分野の
MALDI-TOF MS 微生物検査・同定
— その基礎と利用 —

2024 年 11 月 1 日　初版第 1 刷発行

編　者　中　山　素　一

発行者　田　中　直　樹
発行所　株式会社　幸（さいわい）　書　房
〒 100-0051　東京都千代田区神田神保町 2-7
TEL 03-3512-0165　FAX 03-3512-0166
URL　http://www.saiwaishobo.co.jp

装幀：エディグラフィック 夏野秀信
組　版：デジプロ
印　刷：シ ナ ノ

ISBN 978-4-7821-0485-9　C3058